Orthopedische casuïstiek

Orthopedische casuïstiek

Onderzoek en behandeling van anterieure kniepijn

Redactie:
Koos van Nugteren
Dos Winkel

Met bijdragen van:
Patty Joldersma
Marc Martens
Pat Wyffels

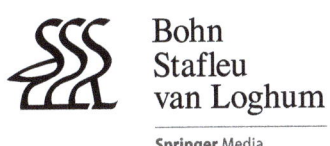
Bohn
Stafleu
van Loghum

Springer Media

Houten 2010

© 2010 Bohn Stafleu van Loghum, onderdeel van Springer Media
Alle rechten voorbehouden. Niets uit deze uitgave mag worden verveelvoudigd, opgeslagen in een geautomatiseerd gegevensbestand, of openbaar gemaakt, in enige vorm of op enige wijze, hetzij elektronisch, mechanisch, door fotokopieën of opnamen, hetzij op enige andere manier, zonder voorafgaande schriftelijke toestemming van de uitgever.

Voor zover het maken van kopieën uit deze uitgave is toegestaan op grond van artikel 16b Auteurswet j° het Besluit van 20 juni 1974, Stb. 351, zoals gewijzigd bij het Besluit van 23 augustus 1985, Stb. 471 en artikel 17 Auteurswet, dient men de daarvoor wettelijk verschuldigde vergoedingen te voldoen aan de Stichting Reprorecht (Postbus 3051, 2130 KB Hoofddorp). Voor het overnemen van (een) gedeelte(n) uit deze uitgave in bloemlezingen, readers en andere compilatiewerken (artikel 16 Auteurswet) dient men zich tot de uitgever te wenden.

Samensteller(s) en uitgever zijn zich volledig bewust van hun taak een betrouwbare uitgave te verzorgen. Niettemin kunnen zij geen aansprakelijkheid aanvaarden voor drukfouten en andere onjuistheden die eventueel in deze uitgave voorkomen.

ISBN 978 90 313 8586 7
NUR

Ontwerp omslag: A-graphics, Anita Amptmeijer, Apeldoorn
Ontwerp binnenwerk: TEFF (www.teff.nl)
Automatische opmaak: Pre Press Media Groep, Zeist

Bohn Stafleu van Loghum
Het Spoor 2
Postbus 246
3990 GA Houten

www.bsl.nl

Inhoud

Lijst van auteurs — 1

Verwijzingen naar eerder verschenen *Orthopedische casuïstiek* — 3

Inleiding — 5
Koos van Nugteren

Anatomie — 5
Anatomische variaties — 9
Pathologie — 19
Literatuur — 21

1 Chronische, bilaterale anterieure kniepijn bij een 14-jarige tennisspeler — 23
Dos Winkel

Inspectie — 23
Algemene palpatie — 23
Functieonderzoek — 23
Specifieke palpatie — 24
Therapie — 24

1a Addendum: de ziekte van Osgood-Schlatter — 27
Koos van Nugteren

Inleiding — 27
Symptomatologie — 28
Beeldvormende diagnostiek — 28
Therapie — 29
Literatuur — 31

2	**Een 15-jarige scholier met dubbelzijdige anterieure kniepijn** *Koos van Nugteren*	**33**
	Inspectie	33
	Algemene palpatie	33
	Functieonderzoek	33
	Palpatie	34
	Therapie	34
	Literatuur	37
3	**Hevige anterieure kniepijn, acuut ontstaan tijdens een actie op het skateboard** *Koos van Nugteren*	**39**
	Inspectie	39
	Algemene palpatie	39
	Functieonderzoek	40
	Therapie	40
3a	**Addendum: de sleeve-fractuur van de patella** *Koos van Nugteren*	**43**
	Inleiding	43
	Incidentie	43
	Etiologie	44
	Symptomatologie	44
	Beeldvorming	45
	Therapie	45
	Vroege diagnosticering!	46
	Literatuur	46
4	**Een 24-jarige beroepsvoetballer met al drie jaar pijn aan beide knieën ter hoogte van de tuberositas tibiae** *Marc Martens*	**47**
	Inspectie	47
	Palpatie	48
	Functieonderzoek	49
	Palpatie	49
	Therapie	50
	Literatuur	51

5	**Geleidelijk ontstane infrapatellaire pijn bij een 37-jarige voetballer** *Koos van Nugteren*	53
	Inspectie en algemene palpatie	53
	Functieonderzoek	53
	Specifieke palpatie	55
	Therapie	55
	Literatuur	58
6	**Een 23-jarige man met vage pijn van zijn rechterknie ná joggen** *Pat Wyffels*	61
	Inspectie	62
	Palpatie	62
	Functieonderzoek	62
	Specifieke palpatie	62
7	**Plotseling ontstane anterieure kniepijn en onvermogen de knie te strekken bij een 24-jarige sportieve vrouw, drie maanden na een voorste kruisbandoperatie** *Marc Martens*	65
	Inspectie	66
	Algemene palpatie	66
	Functieonderzoek	66
	Therapie	67
7a	**Addendum: patellafracturen** *Koos van Nugteren*	69
	Etiologie	69
	Symptomatologie	70
	Beeldvorming	70
	Therapie	70
	Literatuur	71
8	**Een jonge 15-jarige sportieve korfbalster met al jaren recidiverende acute kniepijn** *Koos van Nugteren*	73
	Inspectie	73
	Algemene palpatie	74
	Functieonderzoek	74

	Specifieke palpatie	74
	Therapie	75
	Literatuur	76
9	**Mediale kniepijn, vooral in rust optredend, bij een 65-jarige vrouw**	**77**
	Koos van Nugteren	
	Inspectie	77
	Algemene palpatie	77
	Functieonderzoek	79
	Specifieke palpatie	79
	Etiologie	81
	Literatuur	81
10	**Tijdens voetbal acuut optredende pijn en functieverlies van de knie, eerst linkszijdig en later ook rechtszijdig**	**83**
	Koos van Nugteren	
	Inspectie	85
	Palpatie	85
	Functieonderzoek	85
	Specifieke palpatie	85
	Therapie	87
10a	**Addendum: patella-instabiliteit**	**89**
	Patty Joldersma	
	Inleiding	89
	Patellaluxatie	89
	Predisponerende factoren	90
	Symptomatologie	91
	Complicaties	92
	Inspectie en onderzoek	92
	Beeldvormende diagnostiek	92
	Therapie	94
	Literatuur	97
11	**Een 28-jarige vrouw met al ruim acht jaar bestaande anterieure kniepijn, ernstig toegenomen na een mediale transpositie van de tuberositas tibiae**	**99**
	Marc Martens	
	Inspectie	99

	Palpatie	99
	Functieonderzoek	100
	Therapie	100

11a Addendum: het patellofemorale pijnsyndroom   **103**
Koos van Nugteren

	Inleiding	103
	Etiologie	104
	Symptomatologie	106
	Conservatieve therapie bij het patellofemorale pijnsyndroom	107
	Operatieve behandeling	110
	Literatuur	111

12 Een ongewone oorzaak van anterieure kniepijn bij een 16-jarige sportieve jongen   **115**
Marc Martens

	Inspectie	115
	Palpatie	115
	Functieonderzoek	116
	Therapie	117

Bijlage I   **119**
Specifieke tests voor patiënten met anterieure kniepijn   119
Literatuur   128

Bijlage II   **129**
Anatomische varianten van de trochlea femoris   129
Literatuur   129

Bijlage III   **131**
Anatomische variaties in de vorm van de patella   131
Literatuur   131

Bijlage IV   **133**
De jumpers knee   133

Bijlage V   **137**
Oefenprogramma bij patellofemoraal pijnsyndroom   137
Literatuur   137

Register   **139**

Lijst van auteurs

Patty Joldersma, fitnessinstructeur en fysiotherapeut te Nijmegen.

Prof. dr. Marc Martens, orthopedisch chirurg, verbonden aan het Universitair Ziekenhuis te Antwerpen en de Eeuwfeestkliniek te Antwerpen.

Koos van Nugteren, fysiotherapeut in een particuliere praktijk te Nijmegen. Specialisatie: orthopedische aandoeningen.

Dos Winkel, orthopedisch fysiotherapeut. Oprichter van de International Academy of Orthopaedic Medicine, waarvan hij van 1978 tot maart 2005 president was.

Dr. Pat Wyffels, huisarts te Halle-Zoersel, België. Als wetenschappelijk medewerker verbonden aan het huisartseninstituut van de Universitaire Instelling Antwerpen (UIA) en docent aan de cursus *Orthopedische Geneeskunde* van Domus Medica te Antwerpen.

Verwijzingen naar eerder verschenen
Orthopedische casuïstiek

Soms wordt in het boek verwezen naar reeds eerder verschenen patiëntencasuïstiek. Deze casuïstiek staat in de onlinevakbibliotheek van Bohn Stafleu van Loghum en is via internet te raadplegen door abonnees van *Orthopedische casuïstiek*.

Nadere informatie hierover is te vinden op de website van:
- de uitgeverij: www.bsl.nl
- de redactie van *Orthopedische casuïstiek*: www.orthopedischecasuistiek.nl

Inleiding

Koos van Nugteren

Dieren die zich voortbewegen, hebben gewoonlijk twee of drie ledematen op de grond terwijl één of twee ledematen zich verplaatsen. Toen in de loop van de evolutie de mens(aap) op twee benen ging lopen, moest het *volledige* lichaamsgewicht – tijdens voortbewegen – gedragen worden door één been. Dit had grote consequenties voor de krachten die het kniegewricht moest opvangen.

Tijdens het lopen voorkomt de m. quadriceps bijna voortdurend dat het individu door de knie van het standbeen zakt. Vooral bergaf lopen en trap aflopen of -springen, vragen veel kracht van het strekapparaat van de knie. Om voldoende strekkracht te kunnen genereren, is een groot sesambeen nodig aan de anterieure zijde van het kniegewricht: de patella. De patella zorgt ervoor dat de quadricepspees voldoende afstand heeft van het draaipunt van het kniegewricht. Biomechanisch is dit gunstig. Verder voorkomt de patella dat wrijving optreedt tussen quadricepspees en de onderliggende femurcondylen. Hyalien gewrichtskraakbeen aan de achterzijde van de patella zorgt voor een vrijwel wrijvingsloze beweging tussen het sesambeen (de patella) en het femur.

De essentiële anatomische structuren die bijdragen aan het strekken van de knie bevinden zich aan de anterieure zijde. Aangezien de mens zeer frequent wandelt en tijdens sporten hardloopt of springt, luistert het zeer nauw hoe anterieure anatomische structuren van de knie ten opzichte van elkaar zijn gevormd; kleine anatomische variaties kunnen leiden tot overbelasting, subluxatie of zelfs luxatie van de patella. Anterieure kniepijn is dan ook een veelvoorkomend probleem, vooral bij jonge sporters.

Anatomie

Femur

Het anterieure femorale gewrichtsvlak dat articuleert met de patella wordt de facies patellaris femoris genoemd, *(figuur 0-1)*. Het gewrichtsoppervlak bestaat uit een groeve (sulcus patellaris) met aan weerszijden een 'rolvormige' wand ofwel trochlea. Beide opstaande wanden worden gevormd door het anterodistale deel van de femurcondylen; zij voorkomen dat de patella naar zijwaarts kan afglijden. De laterale wand is langer en reikt verder naar proximaal (*figuur 0-1*). De hoek die beide wanden ten opzichte van elkaar maken wordt de 'sulcushoek' genoemd (*figuur 0-2*). Deze wordt bepaald op een axiale röntgenfoto van een gebogen knie (30° flexie). De sulcushoek varieert individueel en ligt meestal tussen 134° en 153°.[1] De normaalwaarde is 138°.[2]

Als de knie wordt gebogen dan schuift de patella over de facies patellaris naar distaal. Bij een sterk gebogen knie bevindt de patella zich op het distale uiteinde van het femur, daar waar de femorale groeve het diepst is. Luxatie van de patella naar opzij is vanuit deze stand vrijwel onmogelijk.

De facies patellaris wordt bedekt door een dikke laag kraakbeen. In het midden is deze kraakbeenlaag het dikst. Op röntgenfoto's is kraakbeen niet zichtbaar; dit maakt het lastig om op röntgenopnamen een goed beeld te krijgen van de exacte 'pasvorm' ofwel congruentie van het patellofemorale gewricht.

Er bestaat veel anatomische variatie in de bouw van de facies patellaris (*zie bijlage II*), zowel wat betreft de diepte van de groeve als de vorm van de condylen (trochlea).

> Nietosvaara en Aalto (1997)[1] vonden tijdens echografisch onderzoek een afwijking in de vorm van het kraakbenige oppervlak van de facies patellaris bij patiënten die één of meerdere patellaluxaties hadden gehad. Bij deze patiënten was de hoek tussen de beide wanden groter (154°-195°) dan bij de controlegroep (134°-153°): het patellofemorale gewricht was bij patiënten dus vlakker.
>
> Verder bleek dat bij patiënten de groeve in het *kraakbeen*oppervlak minder diep was dan die van het er onderliggende *bot*oppervlak.

Patella

De patella is een driehoekig sesambeen in de pees van de m. quadriceps femoris. De proximale rand wordt de basis patellae genoemd en de naar distaal gerichte punt de apex patellae.[3] Op voor-achterwaartse röntgenfoto's bevindt de apex patellae zich, in de helft van de gevallen, ter hoogte van de femorotibiale gewrichtsspleet.[5]

De achterzijde van de patella wordt door een richel verdeeld in een lateraal en mediaal gewrichtsoppervlak (facet). Deze gewrichtsoppervlakken zijn vaak niet volledig congruent met die van beide femurcondylen. Het laterale facet is gewoonlijk concaaf, terwijl het mediale facet concaaf, vlak of convex kan zijn (*zie bijlage III*). In de vorm van de gewrichtsoppervlakken bestaat veel anatomische variatie.

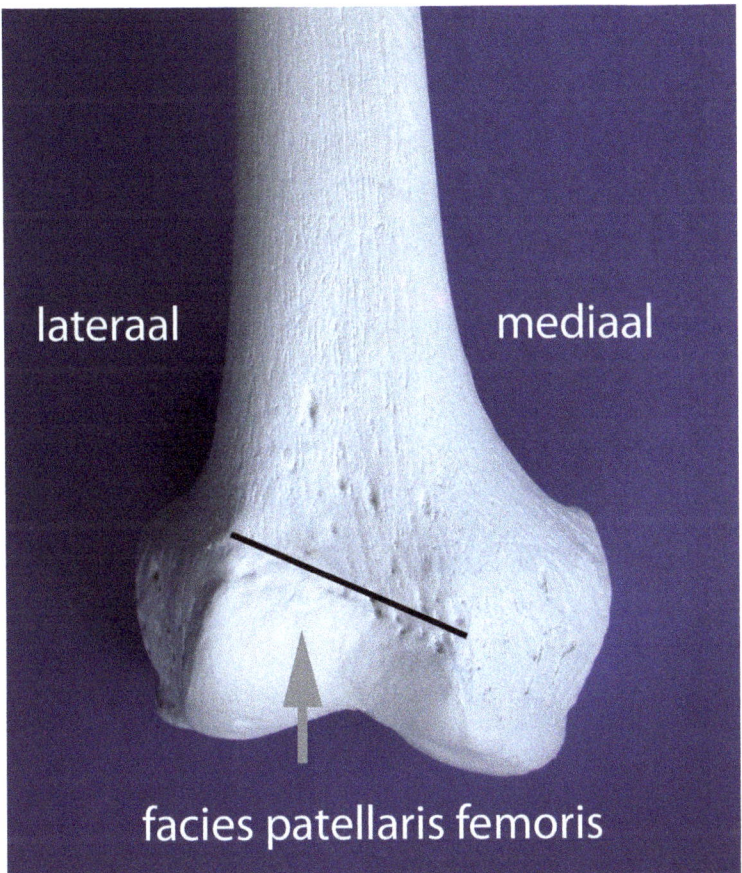

Figuur 0-1
De laterale wand is langer en reikt verder naar proximaal.

De gewrichtsoppervlakken van de patella worden bedekt met een dikke laag kraakbeen, in het centrale deel tot zelfs 7 mm.[4] Het kraakbeen is niet overal even dik; dit betekent dat het botprofiel zoals het gezien wordt op de röntgenfoto niet overeenkomt met het profiel van het kraakbeen.

De patella verbetert het mechanisch effect tijdens het extenderen van de knie; dit effect is het grootst als de knie (vrijwel) gestrekt is; de hoek waaronder de kniepees aan de tibia trekt is – door de aanwezigheid van een patella – gunstiger.

Botgroei

Direct na de geboorte bestaat de patella nog volledig uit kraakbeen. In het kraakbeen ontstaan op 3-6-jarige leeftijd ossificatiekernen die langzaam groter worden en op latere leeftijd met elkaar fuseren. Bij kinderen tussen 8 en 14 jaar kan de patella aanzienlijke variatie in vorm en dichtheid vertonen. Meerdere ossificatiekernen kunnen aanwezig zijn in de onderpool en minder frequent ook in de proximale basis van de patella. Gewoonlijk fuseren deze in de tienerjaren.

Figuur 0-2
De opstaande wanden worden gevormd door het anterodistale deel van de femurcondylen; zij voorkomen dat de patella naar zijwaarts kan afglijden. De stippellijn toont de sulcushoek.

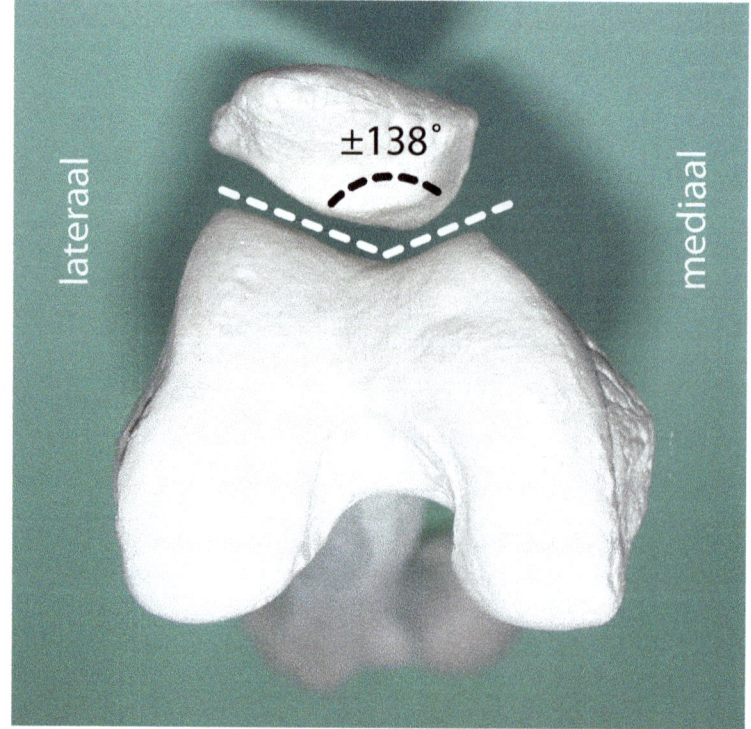

In sommige gevallen fuseren niet alle ossificatiecentra, ook niet op latere leeftijd; dit leidt tot de vorming van een patella bipartita, tripartita of zelfs multipartita; het 'losse' segment bevindt zich meestal in het bovenste buitenste kwadrant en is vaak beiderzijds aanwezig *(figuur 6-1 en 6-2)*.[5] Op röntgenfoto's zijn *niet-gefuseerde* ossificatiekernen goed zichtbaar.

Apofysitis

Als het jeugdige skelet – in de tienerjaren – bijna volgroeid is, kunnen door sportactiviteiten gemakkelijk inflammatie en pijn ontstaan ter plaatse van het nog aanwezige relatief zwakke kraakbeen. Dit gebeurt, in geval van de patella, meestal ter hoogte van de onderpool waar de kniepees zijn oorsprong vindt, de apex patellae. Deze origo ondergaat grote trekkrachten ten gevolge van contractie van de m. quadriceps.

Tibia

Het proximale uiteinde van de tibia vertoont aan de voorzijde een grote knobbel, de tuberositas tibiae; deze botknobbel is de apofyse waaraan de kniepees inserteert. Tijdens hardlopen, springen en berg aflopen worden extreme krachten overgedragen op de tuberositas tibiae. Toch ontstaat hier, op volwassen leeftijd, vrijwel nooit overbelasting of pathologie. Op *jeugdige* leeftijd, voordat het skelet volgroeid is, is de tuberositas tibiae echter veel zwakker. De apofyse bestaat dan nog voor een deel uit kraakbenig weefsel vanwaaruit het bot groeit. Zeer frequent ontstaat er bij tieners overbelasting en pijn ter hoogte van de tuberositas tibiae.

Anatomische variaties

De patella, het femur en de tibia vertonen vele anatomische variaties. Diverse anatomische variaties hebben gevolgen voor de vorm en stabiliteit van het patellofemorale gewricht. Talloze studies zijn uitgevoerd om een relatie te leggen tussen de vorm van het patellofemorale gewricht en het risico op het krijgen van patellofemorale klachten.

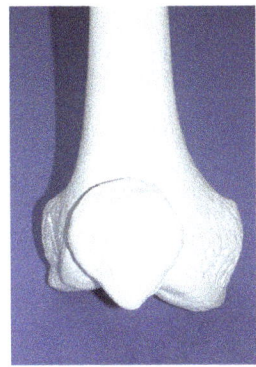

Figuur 0-3
De bovenrand wordt de basis patellae genoemd en de naar distaal gerichte punt de apex patellae. De apex bevindt zich in ongeveer de helft van de gevallen ter hoogte van de femorotibiale gewrichtsspleet.

Variaties van de femorale groeve

De diepte van de femorale groeve in combinatie met de grootte van de retropatellaire richel is van belang voor de mediolaterale stabiliteit van de patella. Een grote richel in combinatie met een diepe groeve zorgt voor een goede sporing van de patella tijdens flexie-extensiebewegingen: naar zijwaarts afglijden van de patella is dan vrijwel uitgesloten. Een vlak patellofemoraal gewricht is daarentegen veel riskanter *(figuur 0-4B en D)*.

Een vlakke femorale groeve wordt ook wel een trochleadysplasie genoemd.

De diepte van de femorale groeve kan worden bepaald:
- op een axiale röntgenfoto met behulp van de sulcushoek. Dit is de hoek gemeten tussen de lijnen langs de bovenrand van de beide condylen tot aan het diepste punt van de femorale groeve *(figuur 0-2)*;
- op een laterale röntgenopname. Bij een ondiepe trochleabodem wordt het zogeheten 'crossing sign' zichtbaar, een kruispunt van twee lijnen op de röntgenfoto *(figuur 0-5 en 10a-3)*.[2]

Crossing sign

Variaties in de vorm van de patella

Evenals de femorale groeve kent ook de patella vele anatomische variaties. In 1941 beschreef Wiberg drie typen patellae. Later voegde Baumgartl (1964) er nog een vierde type aan toe *(zie bijlage III)*. De vorm kan worden beoordeeld op een axiale röntgenfoto. De betrouwbaarheid hiervan is echter niet zeer groot; van dezelfde knie wordt op CT-scans vaak een andere vorm waargenomen dan op een röntgenfoto.[6]

Variaties in kraakbeen

De vorm van de femorale groeve wordt niet alleen bepaald door de vorm van het bot zoals deze wordt gezien op een röntgenfoto. Gebleken is dat in vrijwel alle gevallen het kraakbeen in het centrum van de groeve het dikst is; hierdoor wordt het femorale kraakbeenoppervlak minder concaaf dan dat van het onderliggende bot. Soms is zelfs sprake van een convex kraakbeenoppervlak *(figuur 0-6)*. Dit is niet zichtbaar op röntgenfoto's. Op

Figuur 0-4
Een grote richel in combinatie met een diepe groeve (A) zorgt voor een goede sporing van de patella tijdens flexie-extensiebewegingen: naar zijwaarts afglijden van de patella is dan vrijwel uitgesloten. Vlakke gewrichtsoppervlakken (B) kennen een geringere zijwaartse stabiliteit (D). Strakke laterale ligamenten kunnen een patella tilt (C) veroorzaken.

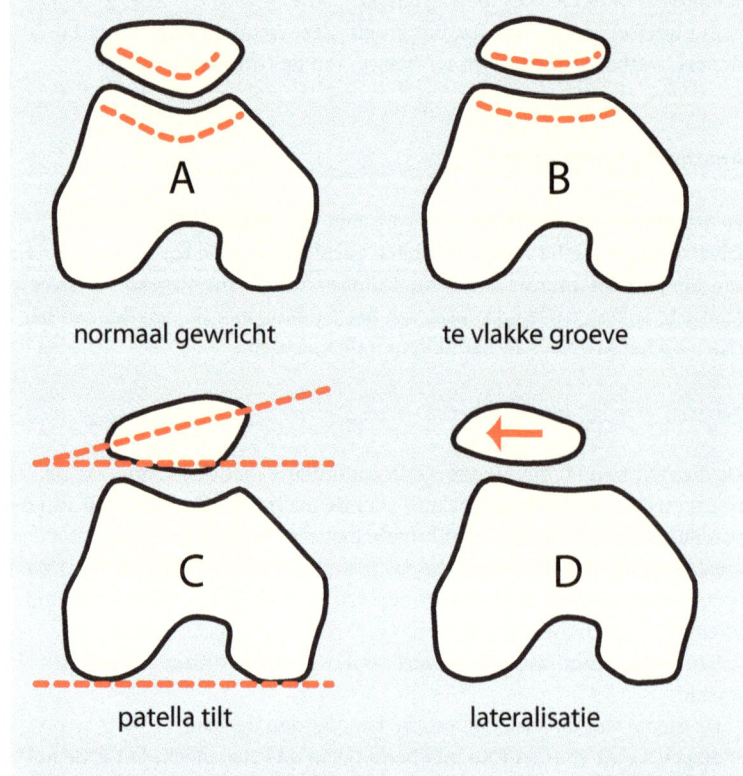

Figuur 0-5
Laterale conventionele röntgenopname van een knie met trochleadysplasie: de zwarte stippellijn toont de contour van de trochleabodem en de witte stippellijn de contour van de femurcondylen. De pijl toont het zogenoemde crossing sign.

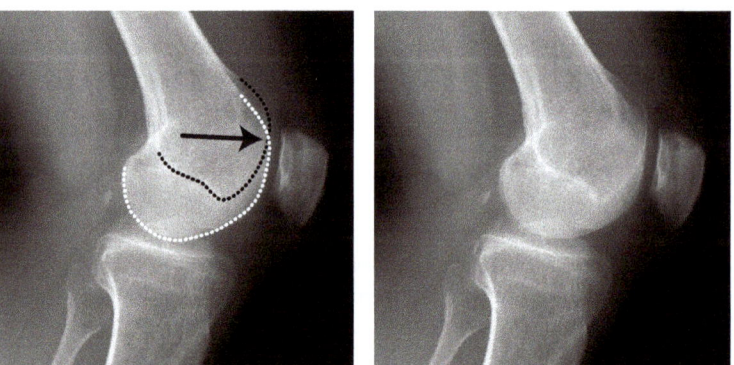

MRI-opnamen en CT-scans is de vorm van het kraakbeenoppervlak wel goed te beoordelen.[6,7,8]

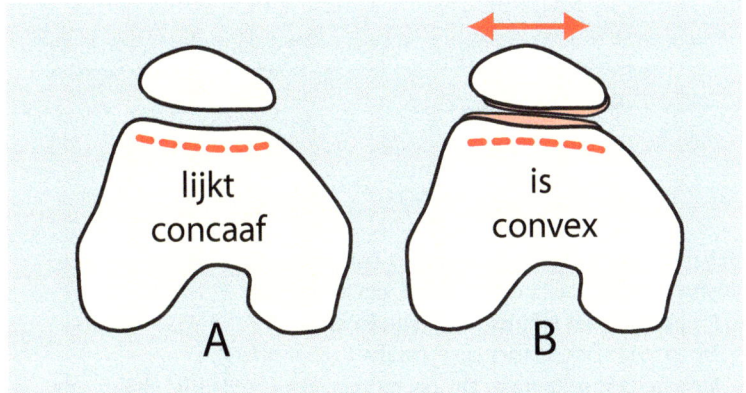

Figuur 0-6
De botcontour van de femorale groeve is concaaf (A). Het kraakbeenoppervlak (B) is echter convex.

Van Huyssteen et al. (2006)[7] onderzochten de vorm van het anterieure femorale gewrichtsoppervlak bij 23 patiënten met een ondiepe femorale groeve* en bij een controlegroep (11 personen). De diepte van de femorale groeve werd beoordeeld aan de hand van de grootte van de sulcushoek *(figuur 0-2)*, gemeten op 75 röntgenfoto's en MRI-opnamen. De röntgenfoto's toonden de *bot*contour terwijl op MRI-opnamen ook de *kraakbeen*contour zichtbaar was.

Het volgende werd gevonden:
In één geval was zowel de botcontour als de contour van het kraakbeen vlak. In alle andere gevallen bleek de kraakbeencontour minder diep (of meer convex) dan de botcontour. Het gemiddelde verschil was 18,1°.
Op 58 van de 75 opnamen bleek dat de concave of vlakke botcontour werd bedekt door een kraakbeenlaag met een *convex* gewrichtsoppervlak.

Meting van de sulcushoek bij *patiënten* met een te ondiepe groeve leverde de volgende gemiddelden op:
- *botcontour: 167,9°;*
- *kraakbeencontour: 185° (het kraakbeenoppervlak was dus gemiddeld convex!);*
- *de kraakbeenlaag in het centrum van de groeve was het dikst: 3,5 mm.*

Meting van de sulcushoek bij de controlegroep met een normale femorale groeve leverde de volgende gemiddelden op:
- *botcontour: 138,2°;*
- *kraakbeencontour: 147°;*
- *kraakbeenlaag in het centrum van de groeve was het dikst: 3,7 mm.*

---

*   *Dit onderzoek betrof patiënten met patellaire instabiliteit en een trochleadysplasie (ondiepe femorale groeve).*

> Concluderend kon men stellen dat de kraakbeenlaag er steeds voor zorgde dat het gewrichtsoppervlak minder concaaf of zelfs meer convex werd dan het eronder gelegen botoppervlak.

Variaties in de positie van de patella

Behalve variaties in vorm bestaat er ook variatie wat betreft de exacte positie van de patella ten opzichte van het femur.
– De patella staat relatief hoog (patella alta).
– De patella staat relatief laag (patella baja of infera).
– De patella is gekanteld. Dit noemt men een patella tilt* (figuur 0-7A).
– De patella staat ver naar lateraal (figuur 0-7B).

Figuur 0-7

A: de patella is gekanteld; dit noemt men een patella tilt.
B: de patella staat te ver naar lateraal.

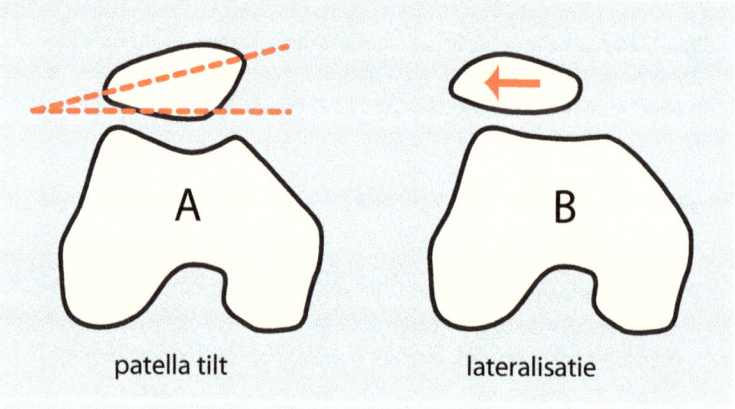

Patella alta en patella baja

In ongeveer de helft van de gevallen bevindt de onderpool van de patella zich ter hoogte van het tibiofemorale gewricht. Variaties hiervan zijn de patella alta en de patella baja (= patella infera). De hoogte van de patella kan worden bepaald met een laterale röntgenopname, door de caton-deschampsindex te berekenen, de insall-salvatie-index(figuur 0-8)[9] of de blackburne-peelindex.[2]

Patella alta De patella alta bevindt zich relatief ver naar proximaal ten opzichte van de femurcondylen. Hier zijn de trochleae van de femurcondylen tamelijk vlak, wat het risico vergroot op een patellaluxatie. Ook biomechanisch is een patella alta ongunstig; het strekken van een licht gebogen knie kost meer kracht omdat de hoek waaronder de kniepees

---

* Tilt = schuine stand, scheef, kanteling.

aanhecht aan de tibia kleiner is. Gebleken is dat patiënten met de ziekte van Osgood-Schlatter relatief vaak een patella alta hebben.[10,5]

Een *bilaterale* patella alta is meestal aangeboren. Een dergelijke constitutie geeft vooral tijdens explosieve sporten risico op patellaluxaties.

Bilateraal

Een bilaterale patella alta wordt ook nogal eens gezien bij patiënten met centraal neurologische aandoeningen die voortdurend met gebogen knieën lopen. De patella kan zich hierdoor geleidelijk enkele centimeters naar proximaal verplaatsen.

Een *unilaterale* patella alta kan onder andere ontstaan door een ruptuur van de kniepees, door de ziekte van Osgood-Schlatter, of iatrogeen ten gevolge van een operatie.

Unilateraal

> Hoe herkent men een patella alta?
> In zijaanzicht zien we de zogeheten 'kameelrugknie': er zijn twee bulten zichtbaar. Dit wijst op een patella alta: bij een normale stand van de patella vormen het vetlichaam van Hoffa en de patella vrijwel één convexiteit. Wanneer de patella te hoog staat, ziet men de patella duidelijk gescheiden van het vetlichaam *(zie bijlage I)*.

Patella baja Een patella baja is, in tegenstelling tot de patella alta, bijna altijd iatrogeen. Een dergelijke positieverandering van de patella kan onder andere ontstaan door een transpositie van de tuberositas tibiae bij een patiënt met een patella alta, waarbij de tuberositas te ver gedistaliseerd wordt.

Gewrichtskapsel

Het gewrichtskapsel van het patellofemorale gewricht moet grote bewegingsuitslagen toelaten tijdens flexie van de knie. Tijdens de flexie schuift de patella, door de kniepees gefixeerd aan de tuberositas tibiae, over een groot traject naar distaal tot aan het uiteinde van het femur. Het gewrichtskapsel is dan ook bijzonder ruim. Bij een gestrekte knie is er een 'opgevouwen' kapsel: de zogeheten recessus suprapatellaris. Tijdens flexie ontplooit het kapsel zich; de plooi verdwijnt en het kapsel lijkt dan bijna tweemaal zo groot *(figuur 0-9)*. Pas bij maximale flexie komt het suprapatellaire gewrichtskapsel op spanning. Zodra de knie gestrekt wordt, moet het kapsel weer worden 'opgevouwen'; dit is nodig om inklemming tussen patella en femur te voorkomen. Het weer naar boven trekken van de kapselplooi wordt tot stand gebracht door enkele vezels die aan de diepe laag van de m. vastus intermedius vastzitten. Dit geheel van spiervezels wordt de m. articularis genus genoemd.[11]

Ligamenten

Klinisch van groot belang zijn dwars- en schuinverlopende ligamentaire structuren die voorkómen dat de patella te ver naar lateraal of (zeldzaam)

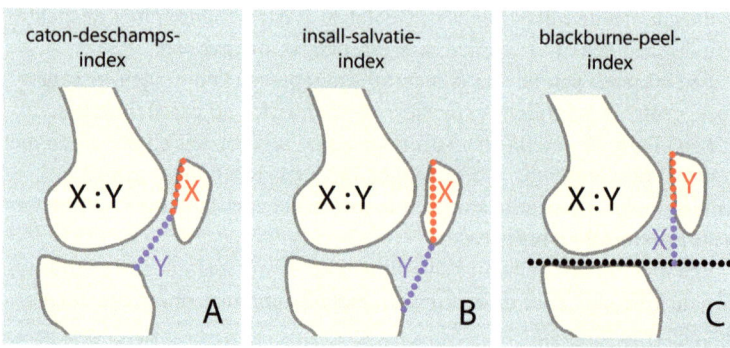

Figuur 0-8
A: de caton-deschampsindex is de verhouding tussen (X) de lijn langs het gewrichtsoppervlak van de patella en (Y) de lijn van de onderste punt van het gewrichtsoppervlak tot aan de meest proximale voorzijde van de tibia. Gemiddeld is deze verhouding ongeveer 1. Bij een index >1 is sprake van een patella alta. Deze index is het meest betrouwbaar bij metingen van het onvolgroeide skelet (tot circa 20 jaar).[10]
B: de insall-salvatie-index is de verhouding tussen (X) de langste lijn die door de patella getrokken kan worden en (Y) de lijn tussen de onderpool van de patella en de tuberositas tibiae: ofwel het verloop van de kniepees. Deze verhouding is gewoonlijk ongeveer 1. Bij een index > 1,2 is sprake van een patella alta.
C: De blackburne-peelindex. Er wordt een lijn getrokken door het tibiaplateau. De waarde van de index wordt bepaald door de verhouding te meten tussen (X) de lijn van de onderste punt van het gewrichtsoppervlak tot aan de lijn die getrokken is door het tibiaplateau, en (Y) de lijn langs het gewrichtsoppervlak van de patella. De normaalwaarde is 0,8. Bij een patella alta ligt deze boven de 1,0.[2]
Naar: Alemparte et al. (2007)[9] en Koëter (2007).[2]

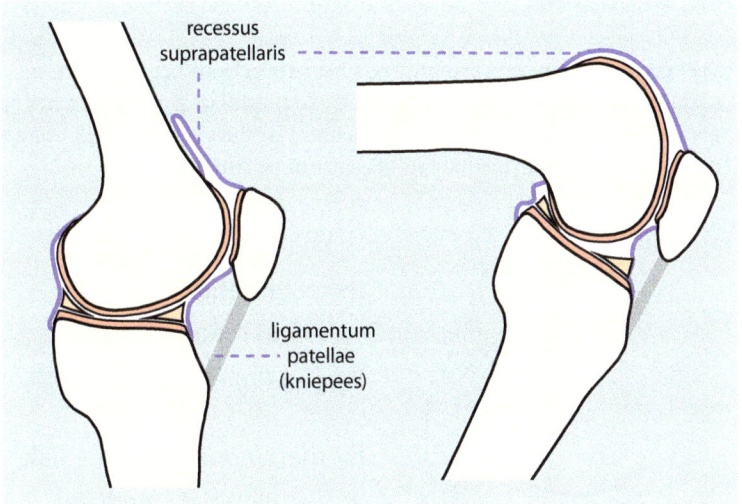

Figuur 0-9
Sagittale doorsnede door de gestrekte en gebogen knie: tijdens flexie ontplooit het kapsel zich; de plooi verdwijnt en het kapsel lijkt nu bijna tweemaal zo groot.

naar mediaal beweegt; vooral als lateraalwaartse verplaatsing van de patella onvoldoende wordt geremd, kan deze gemakkelijk naar opzij (sub)-luxeren.

De belangrijkste structuren en hun aandeel aan de mediale stabiliteit zijn (*figuur 0-10*):[12,13]
– mediaal patellofemoraal ligament: meer dan 50%;
– mediaal meniscopatellair ligament: circa 24%;
– mediaal patellotibiaal ligament: circa 13%;
– mediaal retinaculum: circa 13%.

Ligamentum patellofemorale mediale

De belangrijkste structuur voor de mediale stabiliteit van de patella is het ligamentum patellofemorale mediale, een platte structuur die circa 5 cm lang is en 1 tot 3 cm breed. Het ligament vindt zijn oorsprong op de mediale femurepicondyl en in uitzonderlijke gevallen ontspringt dit ligament uit het ligamentum collaterale mediale. De insertie is de mediale zijde van de patella.

Het ligament is in het bijzonder van belang omdat het in sterke mate verweven is met vezels van de m. vastus medialis obliquus. Contractie van de m. vastus medialis leidt tot het strak trekken van het mediaal patellofemoraal ligament: hierdoor wordt de patella actief naar mediaal in de femorale groeve getrokken (*figuur 0-11A en B*). Vooral bij een lichte flexiestand van de knie (tussen 0° en 30°) is dit mechanisme van belang, omdat de patella zich dan nog relatief hoog in de (nog vlakke) groeve bevindt (*zie figuur 0-11C*). Vermoedelijk is deze *actieve* stabiliteit van groter belang dan de passieve stabiliteit.[12]

Actieve stabilisatie

Andere ligamenten

Veel geringer (ongeveer een kwart) is het aandeel van het ligamentum meniscopatellare mediale. Het mediaal patellotibiaal ligament en het oppervlakkige en dunne mediale retinaculum hebben vermoedelijk een zeer gering aandeel in de mediale stabiliteit van de patella.

Figuur 0-10
Patellaire ligamenten, mediaal aanzicht. De directe insertie van de m. vastus medialis obliquus aan de patella is niet ingetekend. Vereenvoudigde weergave.

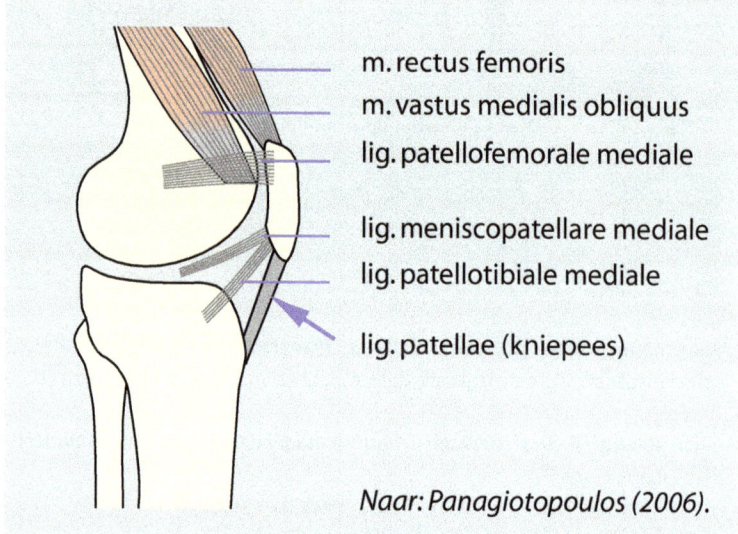

Figuur 0-11
Contractie van de m. vastus medialis leidt tot het straktrekken van het mediaal patellofemoraal ligament: hierdoor wordt de patella actief naar mediaal in de femorale groeve getrokken.
A: situatie in rust.
B: contractie van de m. vastus medialis obliquus; de knie is gestrekt.
C: contractie van de m. vastus medialis obliquus bij een licht gebogen knie.

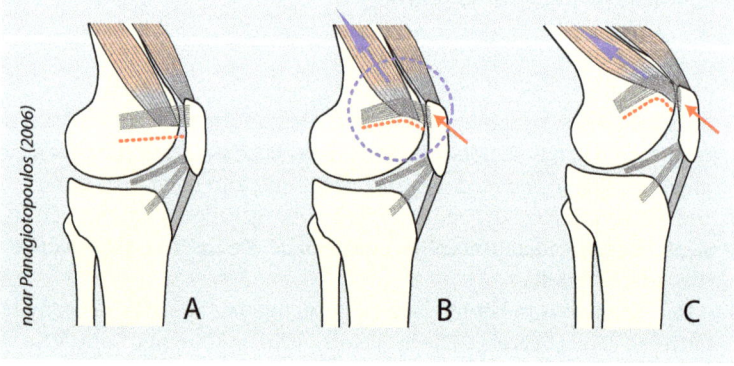

Stabiliteit naar proximaal en distaal Bij een gestrekte knie is alleen de m. quadriceps femoris in staat om ongewenste distale verschuiving van de patella te voorkomen. Alleen bij een maximaal gebogen knie komt proximaal van de patella het gewrichtskapsel op spanning.

Ongewenste verschuiving naar *proximaal* wordt gestopt door de kniepees ofwel het ligamentum patellae.

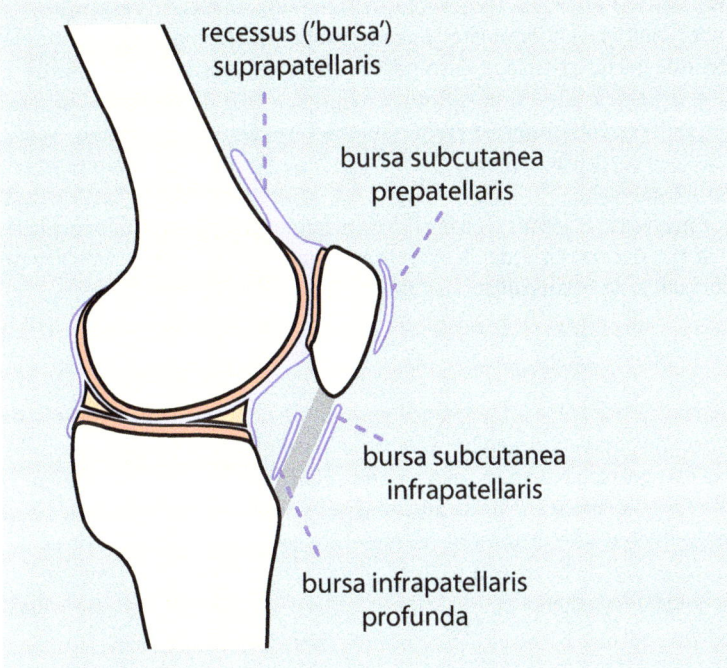

Figuur 0-12
Bursae aan de voorzijde van de knie.

Bursae

Aan de voorzijde van de knie bevinden zich drie bursae: de bursa subcutanea prepatellaris, de bursa subcutanea infrapatellaris en de bursa infrapatellaris profunda (*figuur 0-12*). In de literatuur wordt de kapselplooi proximaal van de patella ook vaak beschouwd als een slijmbeurs, de bursa suprapatellaris. Deze 'slijmbeurs' heeft echter een open verbinding met het kniegewricht. Bovendien vouwt de slijmbeurs zich open bij flexie van de knie; er is dus strikt genomen geen sprake van een klassieke door een synoviaalvlies afgesloten slijmbeurs.

Een bursitis kan ontstaan als gevolg van mechanische irritatie of een bacteriële ontsteking. Klinisch is de *bacteriële* bursitis dikwijls agressiever van uiterlijk (roodheid) en er kan koorts bij optreden. Bij twijfel over de exacte diagnose kan men de slijmbeurs aspireren en het vocht controleren op een infectie.

Mechanische irritatie

Een steriele inflammatie van een bursa kan ontstaan door chronische irritatie, meestal wrijving, of acuut na een stomp trauma. Voorbeeld van een bursitis door chronische mechanische irritatie is de 'housemaid's knee' (bursitis prepatellaris); deze is een gevolg van veelvuldig kruipen en op de knieën zitten.* Een ander voorbeeld is de 'clergymen's knee' (bursitis infrapatellaris profunda als gevolg van veelvuldig knielen.** Dergelijke – niet-bacteriële – inflammatoire aandoeningen genezen gewoonlijk vanzelf door de lokale irritatie te verminderen en zo het ontstaansmechanisme weg te nemen. Als dit onvoldoende helpt, kan men de slijmbeurs injecteren met een corticosteroïd en/of een lokaal werkend anestheticum. *Nota bene*: een corticosteroïd mag *niet* worden ingespoten in geval van een bacteriële oorzaak!

Analgetica, NSAID's en het aspireren van de gezwollen slijmbeurs hebben alle slechts een tijdelijk symptomatisch effect. Het wegnemen van de oorzaak is de belangrijkste therapie.

Bacteriële bursitis

Een bacteriële ontsteking ontstaat gewoonlijk door een klein wondje in de – over de bursa – gelegen huid. Meestal betreft het stafylokokken, minder vaak streptokokken en in zeldzame gevallen andere micro-organismen.[14] Over het algemeen kan de aandoening poliklinisch worden behandeld met orale toediening van antibiotica. In enkele gevallen zijn een incisie en drainage van de bursa nodig. In geval van sepsis is opname in een ziekenhuis noodzakelijk.

Kniebuiging

Bij het buigen van de knie beweegt de patella naar distaal ten opzichte van de onderliggende femurcondylen (*figuur 0-9*). Tijdens deze beweging glijdt de patella door een soort indeuking die zich tussen de beide femurcondylen bevindt, de facies patellaris femoris.

De patella wordt tijdens de kniebuiging op de 'rails' gehouden door de volgende mechanismen:
– De beide femurcondylen die zich aan beide zijden van de patella bevinden voorkómen dat de patella ontspoort en naar zijwaarts afglijdt.
– Het ligamentum patellofemorale mediale en laterale voorkómen extreme zijwaartse bewegingen.
– De m. quadriceps en de kniepees besturen de patella tijdens de glijbeweging tussen de beide femurcondylen door.

Wandelen Tijdens wandelen bestaat er vrij weinig compressie tussen patella en femur; de knie buigt dan namelijk in geringe mate. Naarmate de knie verder buigt, wordt de compressie in het gewricht groter. Dit geldt echter ook voor het contactoppervlak tussen patella en femur. Tijdens traplopen of in de bergen wandelen kunnen de compressiekrachten behoorlijk hoog oplopen; de m. quadriceps moet tijdens deze activiteiten namelijk krachtig

---

* *Housemaid = dienstmeisje, werkster.*
** *Clergyman = predikant, priester.*

aanspannen om 'door de knie zakken' te voorkomen. Bovendien trekt de m. quadriceps bij gebogen knieën de patella veel meer in de richting van het femur *(figuur 0-13)*. Tijdens een kniebuiging worden compressiekrachten opgevangen door een steeds groter contactoppervlak tussen patella en femur.

Open ketenoefeningen

Bij een open ketenoefening beweegt het been (of de arm) in de vrije ruimte. Bij krachttraining voor de m. quadriceps in een open keten zit de patiënt meestal op een stoel waarbij het been tegen een weerstand afwisselend strekt en buigt. De m. quadriceps contraheert hierbij het sterkst als het kniegewricht volledig gestrekt is. Bij volledige strekking van het kniegewricht bevindt de patella zich proximaal van de facies patellaris van het femur. De patella maakt dan geen contact met het femorale gewrichtsoppervlak. Rond 20° flexie maakt de patella het eerste contact met het gewrichtskraakbeen van het femur. Tussen 20 en 45° ontstaat dus een hoge drukbelasting op een vrij klein kraakbeenoppervlak, vooral als men gebruikmaakt van een hoge weerstand. Gezien de niet-fysiologische krachten op het patellofemorale gewricht kan men zich afvragen of de open ketenoefening de beste keus is voor het versterken van de m. quadriceps.[15] Uitvoering van de open ketenoefening in het traject tussen 45° en 90° flexie is overigens geen probleem. Dat geldt ook voor het traject tussen 0° en 20°, aangezien de patella dan geen contact maakt met het femur.

Open ketenoefeningen worden onder andere toegepast wanneer *gesloten* ketenoefeningen, zoals kniebuigen in stand (squats), te belastend zijn vanwege hoge compressiekrachten van het kniegewricht. Om deze reden wordt bij verse meniscusletsels de diepe squat (kniebuiging) afgeraden.

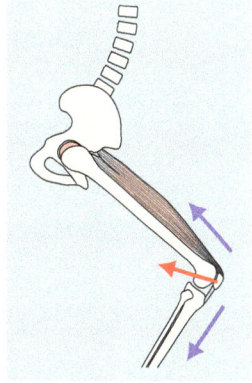

Figuur 0-13
Tijdens een kniebuiging trekt de m. quadriceps de patella krachtig in de richting van het femur.

Pathologie

Structuren die van belang zijn bij het ontstaan van anterieure kniepijn:
– patella;
– femurcondylen en facies patellaris femoris;
– hyalien kraakbeen van patella en femur;
– gewrichtskapsel;
– anterieure ligamenten;
– kniepees;
– groeischijven / botkernen bij kinderen en tieners;
– vetmassa van Hoffa;
– bursae.

Differentiaaldiagnostiek

De voorzijde van de knie kent meerdere zwakke plekken en aandoeningen. Hierna volgen enkele voorbeelden.

Apofysitiden

Vooral in de tienerjaren zijn de peesaanhechtingen van patella en tuberositas tibiae zwak; deze nog groeiende apofysen bevatten op deze leeftijd groeikernen die gemakkelijk overbelast kunnen raken; het meest bekende voorbeeld is de ziekte van Osgood-Schlatter.

Jumpers knee

Ook de quadricepspees zelf kan aangedaan zijn. Dit gebeurt op wat latere leeftijd dan bij de apofysitiden. Als het skelet volgroeid is, dan is de zwakste schakel in het extensorenapparaat de patellapees. Zwelling en degeneratie van de patellapees zijn kenmerken van de zogeheten jumpers knee.

Kraakbeenletsel

Luxatie van een patella kan gemakkelijk leiden tot retropatellair kraakbeenletsel, ofwel van de patella zelf of van het onderliggende femur.

Artrose

Uiteraard kan op latere leeftijd artrose van het patellofemorale gewricht ontstaan. Dit risico is vooral groot als op jonge leeftijd kraakbeenletsel heeft plaatsgevonden,.

Plicasyndroom

Tussen patella en femur kan een plica beklemd raken; dit vaak niet-herkende fenomeen wordt plicasyndroom genoemd.

Bursitiden

Er bevinden zich meerdere bursae aan de voorzijde van de knie. Irritatie door frequente wrijving kan leiden tot *inflammatie* van de bursa. Een wond(je) aan de voorzijde van de knie, bijvoorbeeld door een voorwaartse val op de knie kan een bacteriële infectie van de bursa veroorzaken.

Patella-instabiliteit

Instabiliteit van de patella ontstaat als deze niet de normale fysiologische beweging maakt tijdens flexie en extensie van het kniegewricht en daardoor regelmatig (sub)luxeert. Een instabiele patella kent echter vele oorzaken, bijvoorbeeld patella alta, laxiteit van het mediale patellofemorale ligament of een te ondiepe femorale groeve. Door recente inzichten en duidelijkere beeldvorming is men steeds beter in staat de juiste oorzaak voor patellofemorale instabiliteit te achterhalen.

Patellofemoraal pijnsyndroom

Vaak wordt bij patiënten met anterieure kniepijn geen duidelijk letsel en ook geen duidelijke onderliggende afwijking in de bouw van het kniegewricht gevonden; de diagnose luidt dan meestal 'patellofemoraal pijnsyndroom', wat eigenlijk niet meer wil zeggen dan 'pijn van of rond het patellofemorale gewricht'. Deze pseudodiagnose is geen diagnose maar een symptoombeschrijving; er zijn talloze theorieën over de oorzaak ervan, maar geen enkele wordt wetenschappelijk goed onderbouwd. Men dient voorzichtig te zijn met het stellen van deze 'diagnose', omdat deze niets zegt over de *oorzaak* van het probleem. De term patellofemoraal pijnsyndroom mag men uitsluitend gebruiken als concrete vormen van pathologie, die onder andere hiervoor zijn beschreven, zijn uitgesloten.

De meest voorkomende orthopedische aandoeningen van de anterieure zijde van het kniegewricht worden in de volgende hoofdstukken besproken aan de hand van concrete patiëntencasuïstiek uit de dagelijkse praktijk.

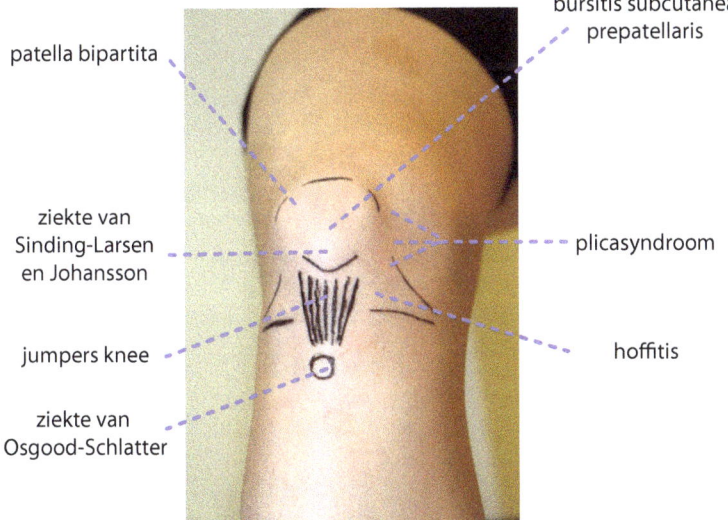

Figuur 0-14
Enkele aandoeningen die anterieure kniepijn veroorzaken en de locatie waar dit wordt gevoeld.

Literatuur

1 Nietosvaara Y, Aalto K. The cartilaginous femoral sulcus in children with patellar dislocation: an ultrasonographic study. J Pediatr Orthopb 1997 Jan-Feb;17(1):50-3.

2   Koëter Sander. Patellar instability, diagnosis and treatment. Proefschrift. Nijmegen: Printpartners Ipskamp, 2007.
3   Lohman AHM. Vorm en beweging. 9e druk. Houten / Diegem: Bohn Stafleu van Loghum, 2000.
4   Grelsamer RP, Weinstein CH. Applied biomechanics of the patella. Clin Orthop Relat Res 2001 Aug;389:9-14.
5   Kohler/Zimmer. Borderlands of normal and early pathologic findings in skeletal radiography. 4th edition. New York: Thieme Medical Publishers Inc, 1993:725-39.
6   Boven F, Bellemans MA, Geurts J, Potvliege R. A comparative study of the patello-femoral joint on axial roentgenogram, axial arthrogram, and computed tomography following arthrography. Skeletal Radiol 1982;8(3):179-81.
7   Huyssteen AL van, Hendrix MR, Barnett AJ, Wakeley CJ, Eldridge JD. Cartilage-bone mismatch in the dysplastic trochlea. An MRI study. J Bone Joint Surg Br 2006 May;88(5):688-91.
8   Staeubli HU, Bosshard C, Porcellini P, Rauschning W. Magnetic resonance imaging for articular cartilage: cartilage-bone mismatch. Clin Sports Med 2002 Jul;21(3):417-33, viii-ix.
9   Alemparte J, Ekdahl M, Burnier L, Hernández R, Cardemil A, Cielo R, Danilla S. Patellofemoral evaluation with radiographs and computed tomography scans in 60 knees of asymptomatic subjects. Arthroscopy 2007 Feb;23(2):170-7.
10 Aparicio G, Abril JC, Calvo E, Alvarez L. Radiologic study of patellar height in Osgood-Schlatter disease. J Pediatr Orthop 1997 Jan-Feb;17(1):63-6.
11 Kapanji I.A. Bewegingsleer. Deel II. De onderste extremiteit. Houten: Bohn Stafleu van Loghum, 2009:121.
12 Panagiotopoulos E, Strzelczyk P, Herrmann M, Scuderi G. Cadaveric study on static medial patellar stabilizers: the dynamizing role of the vastus medialis obliquus on medial patellofemoral ligament. Knee Surg Sports Traumatol Arthrosc 2006 Jan;14(1):7-12.
13 Desio SM, Burks RT, Bachus KN. Soft tissue restraints to lateral patellar translation in the human knee. Am J Sports Med 1998 Jan-Feb;26(1):59-65.
14 Pien FD, Ching D, Kim E. Septic bursitis: experience in a community practice. Orthopedics 1991 Sep;14(9):981-4.
15 Witvrouw E, Lorent M. Oefentherapie bij knieaandoeningen. Antwerpen: Standaard uitgeverij, 2005.

1 Chronische, bilaterale anterieure kniepijn bij een 14-jarige tennisspeler

Dos Winkel

Sinds een halfjaar had een 14-jarige sportieve jongen last van beide knieën ter hoogte van de tuberositas tibiae. De klachten ontstonden vrijwel direct bij aanvang van de tennistraining of -wedstrijd, en verdwenen pas na ongeveer anderhalve dag. Er was geen trauma in de voorgeschiedenis.
Röntgenonderzoek van de knieën toonde geen afwijkingen.

Interpretatie

De interpretatie van deze anamnese is niet heel moeilijk: het betreft hoogstwaarschijnlijk een bilaterale ziekte van Osgood-Schlatter, waarbij de klachten worden veroorzaakt door irritatie van de apofysairschijf. Het röntgenonderzoek valt in de meeste gevallen negatief uit, maar soms is er een fragmentatie van de tuberositas tibiae zichtbaar.

Inspectie

Een flink uit de kluiten gewassen jongeman met bilateraal een wat meer dan normaal prominerende tuberositas tibiae.

Algemene palpatie

Normale temperatuur van beide knieën (koeler dan boven- en onderbenen).

Functieonderzoek

Negatief wat betreft het kniegewricht en de periarticulaire structuren. Ook extensie tegen weerstand is nu negatief, omdat hij al enkele dagen niet meer gesport heeft. Patiënt heeft opvallend korte hamstrings.

Specifieke palpatie

Ter hoogte van de tuberositas tibiae is er drukgevoeligheid en tevens van de aanhechting van de patellapees en juist distaal hiervan.

Interpretatie Anamnese en het negatieve functieonderzoek in combinatie met de lokale drukgevoeligheid zijn vrijwel bewijzend voor de door Osgood en Schlatter beschreven apofysitis ter hoogte van de tuberositas tibiae. Frequent ziet men korte hamstrings bij deze aandoening.

Nota bene: als sprake is van veel pijn dan kan, bij palpatie, de tuberositas tibiae warm aanvoelen ten gevolge van de apofysitis.

Diagnose

Bilaterale ziekte van Osgood-Schlatter

Therapie

Het belangrijkste bij deze uiteindelijk vrijwel altijd spontaan genezende aandoening is het tijdelijk verminderen van de belasting gedurende zes weken tot drie maanden. Daarbij is het belangrijk dat de hamstrings worden gerekt. Door de verkorte hamstrings moeten de kniestrekkers extra weerstand overwinnen, vooral bij explosieve knie-extensie, zoals bij voetbal *(figuur 1-1)*.

Een uitgebreide beschrijving van de aandoening en de therapeutische mogelijkheden zijn te vinden in het addendum na deze patiëntencasus.

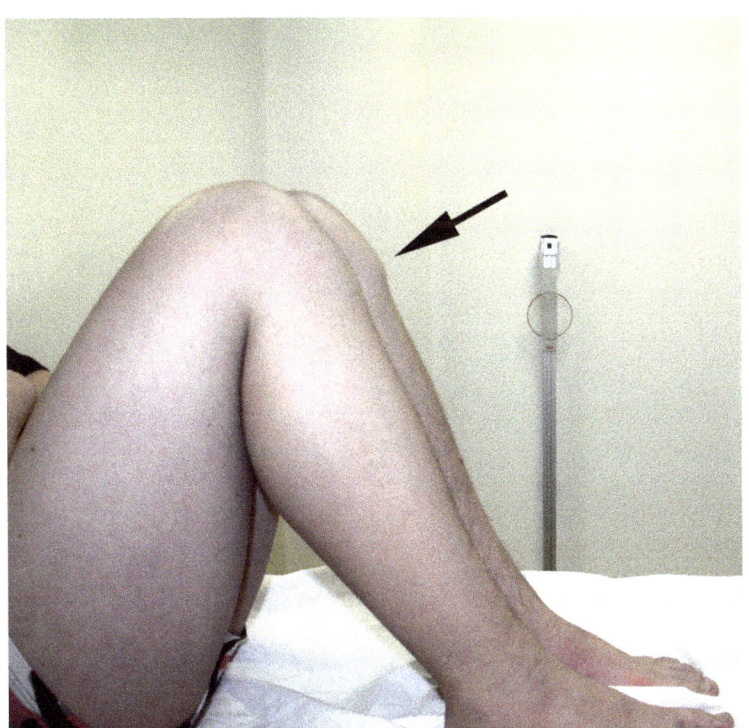

Figuur 1-1
Deze foto toont een enigszins prominerende tuberositas tibiae (links) bij een andere 14-jarige patiënt met een linkszijdige ziekte van Osgood-Schlatter.

1a Addendum: de ziekte van Osgood-Schlatter

Koos van Nugteren

Inleiding

De ziekte van Osgood-Schlatter is een apofysitis van de tuberositas tibiae als gevolg van trekkrachten van de kniepees op de relatief zwakke apofyse.

De aandoening treft vooral sportende jongeren van 8-15 jaar.[1] Aangezien bij meisjes de verbening van het skelet eerder optreedt dan bij jongens, zijn meisjes die getroffen worden door de aandoening gemiddeld twee jaar jonger (vanaf 8-jarige leeftijd). Tien tot twintig procent van jeugdige atleten krijgt te maken met deze aandoening.[2,3] De incidentie bij niet-sporters is de helft minder. Patiënten met de ziekte van Osgood-Schlatter hebben opvallend vaak een patella alta.[4] Het is onduidelijk of deze bevinding (mede)oorzaak of gevolg is van de aandoening. Verder is opvallend dat jongeren die last hebben van een andere vorm van osteochondrose, bijvoorbeeld een apofysitis calcanei (ziekte van Sever), sterk gepredisponeerd zijn tot het krijgen van de ziekte van Osgood-Schlatter.

> In de leeftijd van 11 tot 14 jaar is gewoonlijk sprake van twee ossificatiecentra in het groeiende kraakbeen van het proximale deel van de tibia. Het primaire ossificatiecentrum ondergaat drukbelastingen en vormt op latere leeftijd de epifyse van de tibia. Het secundaire ossificatiecentrum *(figuur 1a-1A)* ondergaat trekbelastingen door tractie van de kniepees aan de tuberositas tibiae. Overbelasting van het tweede ossificatiecentrum kan gemakkelijk leiden tot inflammatie van de tuberositas tibiae en fragmentatie van de secundaire botkern *(figuur 1a-1B)*. Dit pathologisch proces wordt ook wel osteochondrose of avasculaire necrose genoemd.

Figuur 1a-1
A: in de leeftijd van 11 tot 14 jaar is gewoonlijk sprake van twee ossificatiecentra in het proximale deel van de tibia.
B: overbelasting van het tweede ossificatiecentrum kan gemakkelijk leiden tot inflammatie van de tuberositas tibiae en fragmentatie van de secundaire botkern.

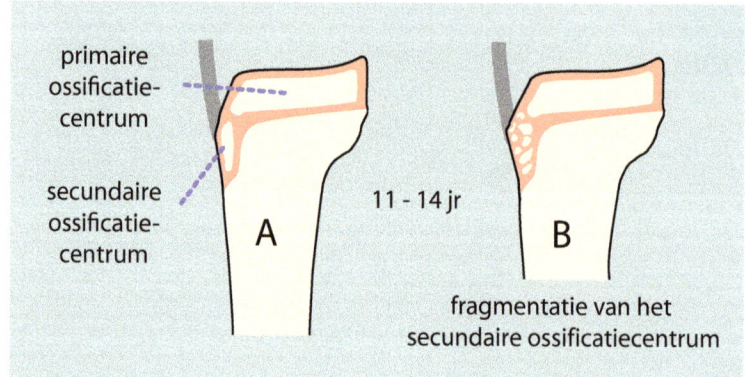

Symptomatologie

Herkenning van de aandoening is eenvoudig: pijn wordt gevoeld op de tuberositas tibiae. Bij onderzoek is sprake van:
- drukpijn: vaak ook forse kloppijn! Kruipen is pijnlijk;
- zwelling, meestal bothard;
- warmte als gevolg van inflammatie van de tuberositas;
- plaatselijke pijn. Deze is meestal op te roepen door het krachtig aanspannen van de m. quadriceps tijdens een kniebuiging. De 'declinesquattest' *(zie bijlage I)* is een goede methode hiervoor. Ook kan rekpijn optreden bij hurken (door maximale flexie van de knie).

Het verhaal en de leeftijd van de patiënt zijn meestal al voldoende om een waarschijnlijkheidsdiagnose te kunnen stellen.

Beeldvormende diagnostiek

Röntgenfoto's zijn vooral zinvol als men twijfelt over de diagnose en er bovendien sprake is van een unilaterale klacht. De diagnose mag niet *uitsluitend* gesteld worden op grond van röntgendiagnostiek: prominentie en een gefragmenteerd beeld van de tuberositas tibiae *(figuur 1a-1B)* zijn karakteristieke kenmerken voor de aandoening, maar kunnen soms ook voorkomen als een asymptomatische variatie van de botgroei ter plaatse.[5] Als de röntgenfoto eenzijdig dit beeld te zien geeft, dan kan men aannemen dat er sprake is van de ziekte van Osgood-Schlatter.

Soms kan door een explosieve contractie van de m. quadriceps een acute avulsiefractuur van de tuberositas tibiae ontstaan. Een dergelijke avulsiefractuur is duidelijk zichtbaar op een röntgenfoto (*figuur 1a-2*). Operatieve refixatie van de tuberositas is dan noodzakelijk.*

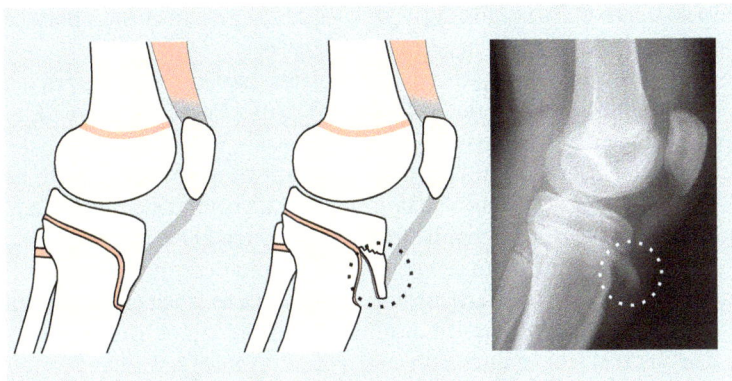

Figuur 1a-2
Avulsiefractuur van de tuberositas tibiae bij een 14-jarige jongen.

Therapie

Gewoonlijk verdwijnt de aandoening vanzelf als de patiënt gemiddeld drie maanden geen activiteiten uitvoert die pijn provoceren. Deze vermindering van belasting kan variëren van 'iets minder sporten' tot het lopen met krukken. Als tussenoplossing kan een brace van nut zijn.

In ernstige gevallen zal de periode van drie maanden te kort zijn en in milde gevallen te lang. Na de periode van relatieve rust kan de belasting geleidelijk worden opgebouwd. Te snelle opbouw leidt gemakkelijk tot recidivering van de aandoening. Gemiddeld zijn zeven maanden nodig om weer intensief te kunnen sporten.[6] In ernstige gevallen is meer tijd nodig: één tot twee jaar is niet ongebruikelijk. Om pijn als gevolg van de ontsteking te onderdrukken kunnen eventueel ijsapplicaties toegepast worden of er kan ontstekingsremmende medicatie worden voorgeschreven (NSAID's).

Bij 10% van de patiënten resteert na afloop een min of meer prominerende tuberositas tibiae. In sommige gevallen kan de verbeningskern van de apofyse, die uiteindelijk hoort te fuseren met de epifyse van de tibia, als losse botkern blijven bestaan. Als deze botkern op volwassen leeftijd nog klachten oplevert, dan is operatieve verwijdering hiervan een mogelijkheid.

---

* *Meer informatie over dit onderwerp is gepubliceerd in een eerdere uitgave van Orthopedische casuïstiek, 2005;* Kinderorthopedie; de kwetsbaarheid van het jeugdige skelet, *hoofdstuk 6: geleidelijk ontstane knieklachten bij een 14-jarige voetballer met een traumatisch vervolg.*

Overwegingen voor fysiotherapeuten / kinesitherapeuten

Fysiotherapeuten / kinesitherapeuten geven de patiënt uitleg, instructies en oefeningen met de bedoeling de trekbelasting op de tuberositas tibiae te beperken. Hierna volgen enkele mogelijkheden.

- Uitleg over de oorzaak (grote krachten op een zwakke groeischijf) en het gewoonlijk gunstige verloop van de aandoening als men zich aan de regels houdt.
- Wijzen op de gevaren van een avulsiefractuur als de sporter ondanks de pijn toch hoge belastingen op de knie toelaat. Vooral tieners die onder hoge druk staan en op topniveau *moeten* presteren lopen risico.
- Rekkingsoefeningen van de buigers van de knie: deze spieren vormen immers een rem op de extensie van de knie tijdens lopen en hardlopen. De belangrijkste buigers van de knie zijn de hamstrings. Deze moeten dan ook frequent en intensief worden gerekt. Verder kan men rekoefeningen toepassen van andere knieflexoren zoals de m. gastrocnemius en de m. adductor longus. De patiënt kan het oefenprogramma thuis uitvoeren.
- Stimuleren van activiteiten die geen pijn provoceren. Algehele rust zal het lichaam in zijn geheel verzwakken.
- Voor de fietsende, veelal schoolgaande, jongeren is het belangrijk regelmatig het zadel van de fiets op de juiste hoogte af te stellen. Door de snelle groei van de tiener wordt dit vaak vergeten: een te laag zadel leidt tot een sterkere flexie van de knie tijdens het fietsen: de m. quadriceps moet dan grotere krachten genereren om de pedalen rond te krijgen.
- Proberen (langdurig) hurken te vermijden: hierbij staat de patellapees, en dus ook de insertie op de tuberositas, continu op spanning.
- Rekken van de m. rectus femoris als de patiënt hierbij tenminste geen pijn ervaart. De oefening zelf vormt immers een belasting voor het aangedane weefsel. Een pijnloze uitvoering is dus essentieel. Het is gunstig als ook deze spier goed op lengte is: een lage rustspanning leidt immers tot lagere trekkrachten van de patellapees op de tuberositas tibiae in rust.
- Afraden om te kruipen of op de knieën te zitten: dit geeft immers irritatie van het aangedane weefsel.
- Bij veel pijn als gevolg van de apofysitis kan men proberen door middel van ijsapplicaties de ontsteking enigszins af te remmen. Voor andere inflammatoire knieaandoeningen (artritis) is enig effect hiervan aangetoond.[7]
- Bij veel pijn kan men anti-inflammatoire medicatie voorschrijven zoals NSAID's.[1]
- Na een periode van (relatieve) rust dient moet men de belasting *geleidelijk* weer opvoeren.

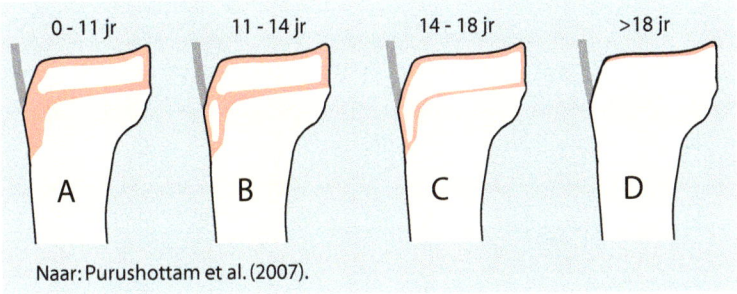

Naar: Purushottam et al. (2007).

Figuur 1a-3
Illustratie van een normale ossificatie van de tuberositas tibiae (volgens Ehrenborg en Lagergren (1961).[8]
A: het kraakbenige stadium: de tuberositas bestaat nog volledig uit kraakbeen.
B: het apofysestadium: er is sprake van een botkern in de tuberositas tibiae.
C: het epifysestadium: de botkern van de tuberositas tibiae is gefuseerd met de proximale tibia-epifyse.
D: het benige stadium: de proximale epifyse van de tibia is gefuseerd met de diafyse. Alleen het gewrichtskraakbeen blijft over. Dit is de situatie op volwassen leeftijd.

Literatuur

1 Gholve PA, Scher DM, Khakharia S, Widmann RF, Green DW. Osgood Schlatter syndrome. Curr Opin Pediatr 2007 Feb;19(1):44-50.
2 Staheli LT. Fundamentals of pediatric orthopedics. 3rd edition. Philadelphia: Lippincott Williams & Wilkins, 2003:70-1.
3 Kujala UM, Kvist M, Osterman K. Knee injuries in athletes. Review of exertion injuries and retrospective study of outpatient sports clinic material. Sports Med 1986 Nov-Dec;3(6):447-60.
4 Aparicio G, Abril JC, Calvo E, Alvarez L. Radiologic study of patellar height in Osgood-Schlatter disease. J Pediatr Orthop 1997 Jan-Feb;17(1):63-6.
5 Lovell WW, Winter RB. Pediatric orthopaedics. Volume II. 5th ed. Philadelphia: Lippincott William & Wilkins, 2001:1280-3.
6 Kujala UM, Kvist M, Heinonen O. Osgood-Schlatter's disease in adolescent athletes. Retrospective study of incidence and duration. Am J Sports Med 1985 Jul-Aug;13(4):236-41.
7 Brosseau L, Yonge K, Robinson V, Marchand S, Judd M, Wells G, Tugwell P. Thermotherapy for treatment of osteoarthritis. Cochrane Database Syst Rev, 2003.
8 Ehrenborg G, Lagergren C. Roentgenologic changes in the Osgood-Schlatter lesion. Acta Chir Scand 1961 May;121:315-27.

2 Een 15-jarige scholier met dubbelzijdige anterieure kniepijn

Koos van Nugteren

Twee keer per week ging dit 15-jarige meisje naar de dansschool. Zij deed dit met veel plezier. Geleidelijk ontstond echter pijn aan de voorzijde van beide knieën. Aanvankelijk maakte zij zich weinig zorgen. Enkele dagen rust deed de klachten namelijk snel verdwijnen. Als zij echter weer naar dansles ging, kwam de pijn terug. In de loop van enkele maanden nam de pijn toe, vooral als zij enige tijd intensief aan het dansen was. Toen ook pijn ontstond tijdens haar werk als vakkenvuller in de supermarkt en tijdens fietsen naar school, besloot zij een fysiotherapeut te raadplegen.

Status praesens

Patiënte heeft geen pijn in rust. Ook wandelen levert geen problemen op. Springen en hardlopen provoceren echter anterieure kniepijn evenals 'met gebogen knieën staan' tijdens haar werkzaamheden in de supermarkt.

Inspectie

Geen bijzonderheden.

Algemene palpatie

Beide knieën voelen aan de voorzijde nogal warm aan. Aangezien de temperatuur niet te vergelijken is met de contralaterale zijde, is niet duidelijk of de temperatuur duidelijk *verhoogd* is.

Functieonderzoek

– Het passief bewegingsonderzoek is negatief.
– Weerstandstests zijn negatief.

- Rek van de m. rectus femoris provoceert in lichte mate pijn; de pijn neemt toe als vanuit gerekte toestand – in buiklig – weerstand tegen extensie van de knie wordt gegeven.
- De decline-squattest *(figuur 5-1)* is positief.

Interpretatie De leeftijd van patiënte, de anamnese en het functieonderzoek wijzen alle op een apofysitis aan de voorzijde van de knie; bijna altijd is deze gelokaliseerd op de tuberositas tibiae (ziekte van Osgood-Schlatter)* of op de onderpool van de patella (ziekte van Sinding-Larsen en Johansson).** Beide locaties zijn op de tienerleeftijd nog niet volledig verbeend. Groeikernen in het bot zijn dan zwakker dan de insererende patellapees. Als trekkrachten van de pees een bepaalde waarde overschrijden, ontstaat irritatie, inflammatie en in ernstiger gevallen vervorming of zelfs avulsie van de relatief zwakke apofysairschijf ter plaatse van origo of insertie van de pees *(figuur 2-1)*. Welk van beide plaatsen is aangedaan, is eenvoudig te achterhalen door middel van palpatie.

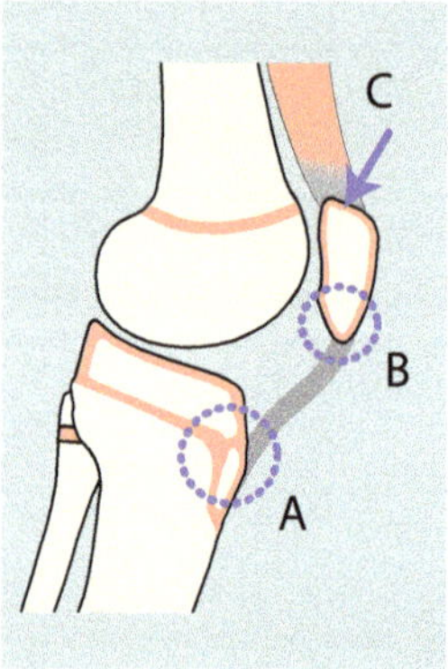

Figuur 2-1
Drie mogelijke locaties van apofysitis bij anterieure kniepijn:
A: tuberositas tibiae: ziekte van Osgood-Schlatter.
B: apex patellae: ziekte van Sinding-Larsen en Johansson.
C: basis patellae: zelden aangedaan.

Palpatie

De tuberositas tibiae is niet drukpijnlijk. Evenmin is sprake van kloppijn.
De onderpool van de patella is drukpijnlijk en er is sprake van forse kloppijn.

Diagnose

Apofysitis van de onderpool van de patella (ziekte van Sinding-Larsen en Johansson)

Therapie

De therapie is nagenoeg hetzelfde als die van de ziekte van Osgood-Schlatter *(zie hoofdstuk 1)*.
- Allereerst is het van belang dat patiënte en ouders duidelijk wordt gemaakt wat er aan de hand is. Men moet zich realiseren dat het een betrekkelijk onschuldige aandoening betreft die vanzelf overgaat zodra de groei van de beenderen stopt.
- Verminderen van sportactiviteiten. Afhankelijk van de ernst moet men ofwel minder (intensief en/of frequent) sporten, sportactiviteiten stop-

---

* *R.B. Osgood (1873-1956) was orthopeed in Boston (Verenigde Staten). Aseptische necrose van de tuberositas tibiae bij jeugdige personen.*
** *S.C. Johansson (1880-1976) was een Zweedse arts. C.M.F. Sinding-Larsen (1866-1930) was een Noorse arts. Onafhankelijk van elkaar beschreven zij deze aandoening in 1921 en 1922.*

zetten of zelfs – in extreme gevallen – een periode met krukken lopen. Aangeraden wordt om de mate van belasting zodanig te verminderen dat zeker drie maanden pijnprovocatie wordt voorkomen. Daarna mag men proberen de belasting geleidelijk op te bouwen.
- Niet zelden moet de patiënt een andere sport kiezen die minder belastend is voor de voorzijde van de knie. Bijna altijd moet de patiënt een tijdje stoppen met gymlessen op school.
- Rekoefeningen voor de antagonisten van de m. quadriceps; bij te korte knieflexoren moet de m. quadriceps immers grotere krachten genereren om het been te strekken *(figuur 2-2)*. Achtereenvolgens dienen de volgende spieren voldoende opgerekt te zijn: de hamstrings, de m. gastrocnemius en de m. gracilis.

> Over het algemeen kan men stellen dat 20 à 30 seconden statisch rekken, driemaal per dag, voldoende is om de spierpeeseenheid te 'verlengen'. Optimaal effect wordt dan bereikt in circa zeven weken.[1] Wanneer men langer en/of frequenter rekt, wordt dit resultaat op kortere termijn bereikt en wanneer men minder intensief rekt, wordt een optimaal resultaat later bereikt.

- Sportactiviteiten die geen pijn provoceren, mogen geïntensiveerd worden om verzwakking van het lichaam door inactiviteit tegen te gaan.
- De zadelhoogte van de fiets moet vrij hoog afgesteld zijn; als met sterk gebogen knieën wordt gefietst, moet de m. quadriceps krachtiger en vanuit een meer gerekte toestand aanspannen om het been steeds te kunnen strekken.
- Niet langdurig op de hurken zitten.
- Niet langdurig kruipen of op de knieën zitten.
- Rekken van de m. rectus femoris als dit *pijnloos* mogelijk is. Dit wordt gedaan om de rusttonus van de m. quadriceps te verminderen. Als het rekken echter anterieure kniepijn provoceert, wordt de oefening achterwege gelaten, omdat hierdoor juist irritatie van het aangedane bot ontstaat en de klachten zullen toenemen.

Nota bene: *krachttraining* van de m. quadriceps is gecontraïndiceerd omdat hierdoor grote trekkrachten ontstaan op het aangedane bot en de klachten hierdoor eerder zullen toenemen dan afnemen.

Follow-up

Patiënte krijgt de nodige adviezen en oefeningen. Ondanks het advies een tijdje te stoppen met de danslessen, probeert zij toch regelmatig – minder intensief dan voorheen – te dansen. Steeds blijkt echter dat de klachten in geringe mate terugkeren bij het belasten van het been. Na twee maanden zijn de klachten duidelijk verminderd. Als zij echter vervolgens weer *intensief* probeert te dansen, neemt de pijn duidelijk toe. Ze besluit ten slotte volledig te stoppen met de danslessen en met het 'vakken vullen' in de supermarkt. Vrijwel direct is zij klachtenvrij.

Figuur 2-2
Als de hamstrings – door spierrekoefeningen – goed op lengte zijn, zal de m. quadriceps minder kracht hoeven te leveren om de knie te strekken.

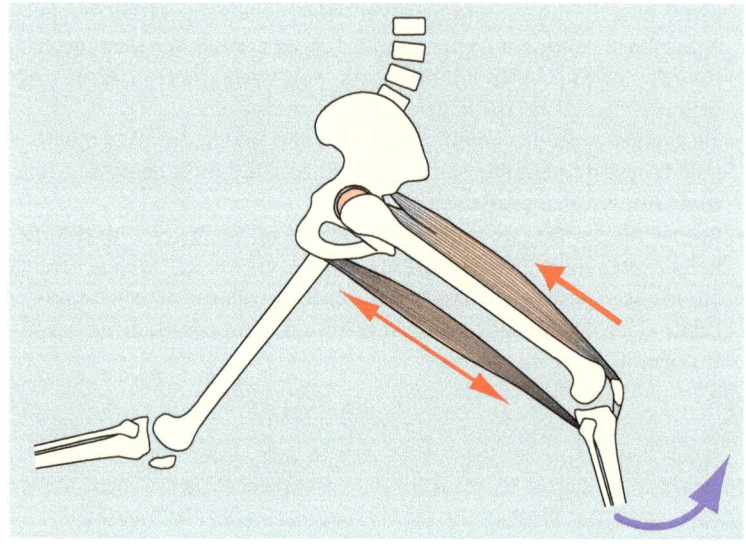

Bespreking

Apofysitiden worden meestal aangetroffen bij kinderen tussen 8 en 15 jaar. Rond deze leeftijd is gewoonlijk sprake van een groeispurt: het skelet groeit in deze periode relatief snel. Hierdoor zijn de kraakbenige groeischijven en de erin aanwezige botkernen minder goed bestand tegen trek- en drukbelastingen. Een groeischijf kan twee tot vijf keer zwakker zijn dan het omringende fibreuze weefsel.[2]

De symptomatologie van een apofysitis patellae lijkt veel op die van de 'jumpers knee', een aandoening van de patella*pees*. De pees is daarbij gezwollen en drukpijnlijk. De jumpers knee wordt alleen aangetroffen bij volwassenen; bij hen is het bot immers volgroeid en dus zeer goed bestand tegen druk- en trekbelastingen. De zwakste schakel in de keten van m. quadriceps/patella/kniepees/tuberositas is bij volwassenen kennelijk de kniepees.
 Bij besproken patiënte kan een jumpers knee op grond van de leeftijd uitgesloten worden.

Voor tieners die op topniveau moeten presteren, kan een apofysitis een onwelkome onderbreking van hun sportcarrière betekenen. Als de aandoening niet juist gediagnosticeerd wordt en niet de goede behandeling wordt gegeven, kan een apofysitis leiden tot het einde van de sportcarrière van jonge atleten.[3]

Literatuur

1 Witvrouw E, Mahieu N, Roosen P, McNair P. The role of stretching in tendon injuries. Br J Sports Med 2007 Apr;41(4):224-6.
2 Schwab SA. Epiphyseal injuries in the growing athlete. Can Med Assoc J 1977; Sep 17;117(6):626-30.
3 Nehrer S, Huber W, Dirisamer A, Kainberger F. Apophyseal damage in adolescent athlete. Radiologe 2002 Oct;42(10):818-22.

3 Hevige anterieure kniepijn, acuut ontstaan tijdens een actie op het skateboard*

Koos van Nugteren

Een 12-jarige jongen kon allerlei spectaculaire trucs uitvoeren op zijn skateboard. Tijdens een van zijn acties probeerde hij over een korte afstand snelheid te maken door met zijn linkervoet explosief af te zetten op de grond. Hierbij voelde hij een hevige pijnscheut in de linkerknie. Hij viel op de grond en kon niet meer op het aangedane linkerbeen staan. De knie had tijdens de val geen klap gekregen. Men bracht hem naar de Spoedeisende Hulp van het plaatselijke ziekenhuis waar hij werd onderzocht.

Status praesens

Patiënt heeft pijn aan de anterieure zijde van de knie en kan niet lopen.

Inspectie

Er is een gezwollen knie met een fors hematoom aan de voorzijde.

Algemene palpatie

- De knie is warm en gezwollen.
- Er is sprake van een patella-hoogstand in vergelijking met de niet-aangedane rechterknie.
- Er is een *gap* palpabel iets distaal van de patella.

---

* Deze casus is een bewerking van een casusbeschrijving van Houghton GR, Ackroyd CE. Sleeve fractures of the patella in children: a report of three cases. J Bone Joint Surg Br 1979 May;61-B(2):165-8.

Functieonderzoek

- Passieve bewegingen zijn pijnlijk en daardoor slechts over een beperkt traject van 10° tot 90° mogelijk.
- Actieve bewegingen en weerstandstests tonen totaal onvermogen het been vanuit geflecteerde stand te strekken.

Interpretatie Totaal onvermogen het been te strekken in combinatie met een patellahoogstand en een palpabele gap onder de knieschijf, suggereren een ruptuur van de kniepees. In dit geval moeten we echter zeker ook denken aan een *avulsiefractuur* van patella of tuberositas tibiae; de zwakste schakel van het extensorenapparaat op 12-jarige leeftijd is gewoonlijk de groeischijf en niet de kniepees. Als de groeischijf van de patella afscheurt, ontstaat een zogeheten sleeve-fractuur *(figuur 3a-1)*. Alleen als er ossificatiekernen in de afgescheurde groeischijf aanwezig zijn, is de fractuur zichtbaar op de röntgenfoto.

Aanvullend onderzoek Er wordt direct een röntgenfoto gemaakt. Deze toont een avulsiefractuur ter plaatse van de onderpool van de patella.

Diagnose

Sleeve-fractuur van de onderpool van de patella

Therapie

Patiënt wordt geopereerd. Tijdens de operatie wordt duidelijk dat de onderpool inclusief een 'mouw' van kraakbeen is afgescheurd van de patella. Het afgescheurde bot-kraakbeenfragment wordt operatief gefixeerd aan de patella. Daarna wordt de knie gedurende twee weken geïmmobiliseerd in gestrekte stand. Vervolgens mag de knie zeer geleidelijk weer worden gemobiliseerd.

Follow-up Vier maanden na de operatie is de mobiliteit van de knie volledig hersteld. Het osteosynthetisch materiaal wordt operatief verwijderd.

Zes maanden na de val is de knie weer volledig belastbaar en zijn dagelijkse bezigheden normaal mogelijk. Hij begint dan weer met het opbouwen van sportactiviteiten.

Bespreking

Het diagnosticeren van een sleeve-fractuur was bij deze patiënt niet heel moeilijk. Bij deze 12-jarige jongen was een deel van de onderpool van de patella immers al geossificeerd en dus op de röntgenfoto goed zichtbaar. Bovendien was er een gap distaal van de patella palpabel.

Het diagnosticeren van een avulsiefractuur van de patella is bij kinderen echter niet altijd eenvoudig: de gap is vaak afwezig vanwege forse zwelling van de knie en het afgerukte deel van de patella hoeft niet altijd – op röntgenfoto zichtbare – ossificatiekernen te bevatten. Als een jeugdige patiënt na een acuut knietrauma niet in staat is tot actieve extensie van de knie, dan moet men de sleeve-fractuur altijd in de differentiaaldiagnose betrekken. Het niet, of te laat diagnosticeren kan leiden tot blijvende vormverandering en functieverlies van het extensorenapparaat van de knie. Het addendum volgend op deze casus gaat dieper in op dit onderwerp.

3a Addendum: de sleeve-fractuur van de patella

Koos van Nugteren

Inleiding

Ossificatie van de patella begint in het derde levensjaar.[1] Gewoonlijk ontstaan er multipele ossificatiecentra in het nog groeiende kraakbeenweefsel. Geleidelijk fuseren deze centra tot een grotere botkern. De patella verbeent vervolgens van centraal naar perifeer. Als de ossificatie vrijwel compleet is, resteert een relatief zwakke rand van groeiend kraakbeen rondom de knieschijf (*figuur 3a-1A*).[2] Aanhechtingen van ligamenten en pezen vinden dan plaats aan groeiend kraakbeenweefsel.

Ossificatie

- Bij *overbelasting* kan deze kraakbeenrand geïrriteerd raken door de grote trekkrachten van de m. quadriceps op de proximale basis en/of door tractie van de kniepees op de distale onderpool van de patella. Dit wordt de ziekte van Sinding-Larsen en Johansson genoemd.
- *Bij explosieve contractie* van de m. quadriceps kan avulsie van de relatief zwakke kraakbeenrand optreden. Bij kinderen jonger dan 16 jaar is dit de meest voorkomende patellafractuur.[2] Meestal betreft het een avulsie van de onderpool, maar in sommige gevallen kan de proximale *basis* van de patella het begeven.[3] Het letsel staat, zowel bij de proximale als de distale variant, bekend als een 'sleeve-fracture', omdat de omhulling (de mouw of koker) van de patella afgescheurd is (*figuur 3a-1B*). Het diepe deel van de omhulling is articulair kraakbeen en het oppervlakkige deel is groeiend kraakbeenweefsel met periost.

Incidentie

Patellafracturen zijn vrij zeldzaam; bij circa 1% van alle fracturen gaat het om patellafracturen. Dit geldt voor volwassenen en kinderen. Als een patellafractuur optreedt bij kinderen jonger dan 16 jaar dan betreft het in circa 57% van de gevallen een sleeve-fractuur.[2,4]

Het risico van een sleeve-fractuur is het grootst rond 13-jarige leeftijd.[5] Jongens lopen een drie keer zo groot risico als meisjes.

Figuur 3a-1
Bij explosieve contractie van de m. quadriceps kan de relatief zwakke kraakbeenrand van de patella losscheuren. Meestal betreft het een avulsie van de onderpool.

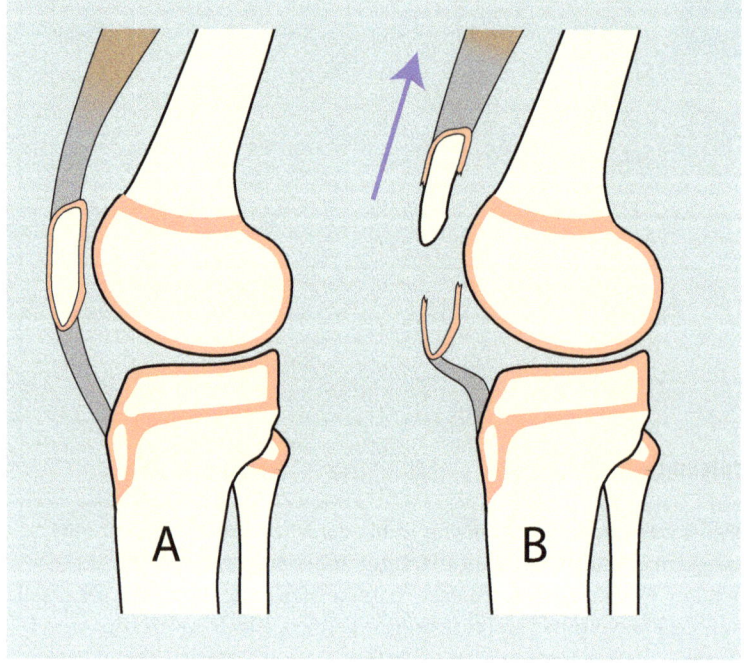

Etiologie

Het ontstaansmechanisme van een sleeve-fractuur verschilt van dat van een gewone botfractuur; een echte botbreuk wordt meestal veroorzaakt door een direct stomp trauma of een val op de patella, terwijl de sleeve-fractuur wordt veroorzaakt door explosieve, meestal excentrische, contractie van de m. quadriceps femoris. De laatste jaren worden steeds meer sleeve-fracturen gezien ten gevolge van skateboardtraumata.

Symptomatologie

Het blijkt vaak lastig een betrouwbare diagnose te stellen, zowel klinisch als met beeldvorming. Dit komt ook omdat vaak niet gedacht wordt aan dit type letsel.

Anamnese, inspectie, functieonderzoek en palpatie

– Het verhaal van de patiënt geeft meestal een plotselinge hevige pijn aan tijdens sprinten, springen of neerkomen na een sprong.
– Bij inspectie is er een pijnlijke gezwollen knie. Nauwkeurige inspectie en palpatie tonen een patellahoogstand (in geval van een distale avulsie).

- Het functieonderzoek laat onvermogen zien de knie volledig te strekken. Soms probeert de patiënt dit te compenseren door endorotatie van het been en het spannen van de fascia lata.
- Bij palpatie vindt men een gap ter hoogte van de onderpool van de patella.

Bij een geringe avulsie zijn voorgaande bevindingen soms moeilijk waarneembaar.

Beeldvorming

Echografie kan de avulsie aantonen. Echografie is een snelle, gemakkelijke en betrouwbare beeldvormende techniek die men bij de hiervoor genoemde bevindingen beter als eerste kan toepassen.

Echografie

Op röntgenfoto's is het letsel vaak onzichtbaar omdat de relatief zwakke kraakbenige rand afscheurt en er dus geen afgerukt bot op de röntgenfoto te zien is. Na verloop van tijd (maanden) kan dit veranderen, als het letsel althans onbehandeld blijft; in het afgerukte kraakbeen vormt zich namelijk nieuw botweefsel en er kan zelfs een soort tweede patella ontstaan, distaal van de oorspronkelijke.[2]

Röntgenfoto's

Röntgenfoto's kunnen bij vergelijking met de niet-aangedane knie wel een *patella alta* tonen; een eenzijdige patella alta is een aanwijzing voor een sleeve-fractuur.

MRI kan de aandoening aantonen, maar is een onnodig dure beeldvormingstechniek voor het diagnosticeren van deze aandoening.

MRI

Therapie

De behandeling is bijna altijd operatief. De operatieve behandeling bestaat uit het (naar distaal) terugplaatsen van de patella en operatief fixeren van het afgerukte deel. Hiervoor zijn verschillende technieken mogelijk, afhankelijk van de ernst, uitgebreidheid en lokalisatie van het letsel. Als operatie in een laat stadium plaatsvindt, kan er nieuwvorming van bot zijn opgetreden in het afgescheurde weefsel; soms moeten deze ongewenste botfragmenten worden verwijderd voordat de aanhechting van de pees wordt hersteld. Na de operatie wordt het been gedurende twee weken in extensie geïmmobiliseerd om de delen aan elkaar te laten groeien. Daarna wordt een afneembare spalk gebruikt. Na een maand kan de knie geleidelijk worden gebogen.[2]

Operatie

In sommige gevallen is er geen *volledige* avulsie maar een zogeheten *elongatie* van de kniepees. De avulsie is dan betrekkelijk gering. Als er minder dan 2 cm ruimte tussen de gerupureerde delen zit *(zoals in figuur 3a-2)*, kan men overwegen conservatief te behandelen door gipsimmobilisatie in extensie. Hiermee wordt een operatie vermeden. De resultaten van conservatief beleid zijn echter vaak matig.[2,6]

Conservatief

Figuur 3a-2
Deze conventionele laterale röntgenopname toont een zeer geringe avulsie van de onderpool van de patella.

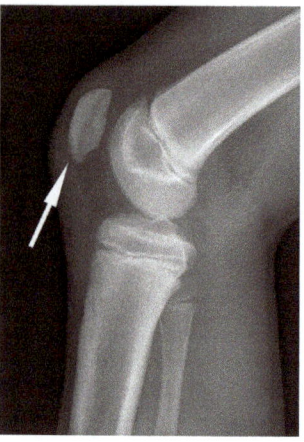

Vroege diagnosticering!

Het direct diagnosticeren van een sleeve-fractuur is uiterst belangrijk. Als een sleeve-fractuur direct wordt herkend en behandeld, zijn de resultaten meestal uitstekend. De anatomische verhoudingen kunnen door een operatie volledig worden hersteld en patiënten kunnen na verloop van tijd weer zonder beperkingen sporten.

Als de diagnose gemist wordt of het letsel te laat wordt herkend, kan dit leiden tot permanente positie- en vormverandering van de patella; er ontstaat een patella alta met mogelijk patella-instabiliteit, zwakte van de m. quadriceps femoris, patellaire pijn ten gevolge van osteochondrale schade, botvorming in de geruptureerde quadricepspees en soms zelfs een niet-functionele tweede patella in de geruptureerde pees.

Literatuur

1 Kohler/Zimmer. Borderlands of normal and early pathologic findings in skeletal radiography. 4th ed. New York: Thieme Medical Publishers Inc, 1993: 725.
2 Hunt DM, Somashekar N. A review of sleeve fractures of the patella in children. Knee 2005 Jan;12(1):3-7.
3 Isacker T Van, De Boeck H. Sleeve fracture of the upper pole of the patella: a case report. Acta Orthop Belg 2007 Feb;73(1):114-7.
4 Dai LY, Zhang WM. Fractures of the patella in children. Knee Surg Sports Traumatol Arthrosc 1999;7(4):243-5.
5 Ray JM, Hendrix J. Incidence, mechanism of injury, and treatment of fractures of the patella in children. J Trauma 1992 Apr;32(4):464-7.
6 Bruijn JD, Sanders RJ, Jansen BR. Ossification in the patellar tendon and patella alta following sports injuries in children. Complications of sleeve fractures after conservative treatment. Arch Orthop Trauma Surg 1993;112(3): 157-8.

4 Een 24-jarige beroepsvoetballer met al drie jaar pijn aan beide knieën ter hoogte van de tuberositas tibiae

Marc Martens

Omdat voetballen vrijwel onmogelijk was geworden vanwege bilaterale anterieure kniepijn, bezocht een 24-jarige beroepsvoetballer onze kliniek met de vraag of er aan zijn knieproblemen iets te doen was. Het betrof een ruim drie jaar lange voorgeschiedenis van anterieure kniepijn, rechts erger dan links. De pijn was geleidelijk begonnen en werd aanvankelijk alleen ná het spelen en ná de training gevoeld. Langzamerhand namen de klachten – ondanks verschillende behandelingen – toe en was er ook pijn tijdens belasting. Patiënt kreeg van de clubarts verschillende injecties met corticosteroïden, die tijdelijk enig positief effect sorteerden. Ongeveer tien jaar geleden zou hij aan de rechterknie soortgelijke klachten hebben gehad.

In het lopende voetbalseizoen moest hij al tweemaal zes weken rust nemen, maar de klachten kwamen daarna vrijwel direct terug.

Status praesens

Anterieure kniepijn ter hoogte van de tuberositas tibiae, rechts meer dan links. Belasten zonder pijn is onmogelijk. Na belasten is de pijn meestal nog enkele dagen aanwezig.

Het betreft hier waarschijnlijk een insertietendopathie van de patellapees ter hoogte van de tuberositas tibiae, mogelijk als gevolg van een doorgemaakte apofysitis (ziekte van Osgood-Schlatter). Het feit dat patiënt tien jaar eerder soortgelijke klachten heeft gehad, ondersteunt deze theorie.

Interpretatie

Inspectie

De rechter tuberositas tibiae promineert duidelijk ten opzichte van de linker; dit wijst inderdaad op een 'oude Osgood-Schlatter'. Tevens is er een okerkleurige verkleuring van de huid én atrofie van het onderhuidse weefsel ter hoogte van de insertie van de patellapees.

Er is geen atrofie van de bovenbeensmusculatuur.

Figuur 4-1
De rechter tuberositas tibiae promineert duidelijk ten opzichte van de linker; dit wijst op een 'oude Osgood-Schlatter'.

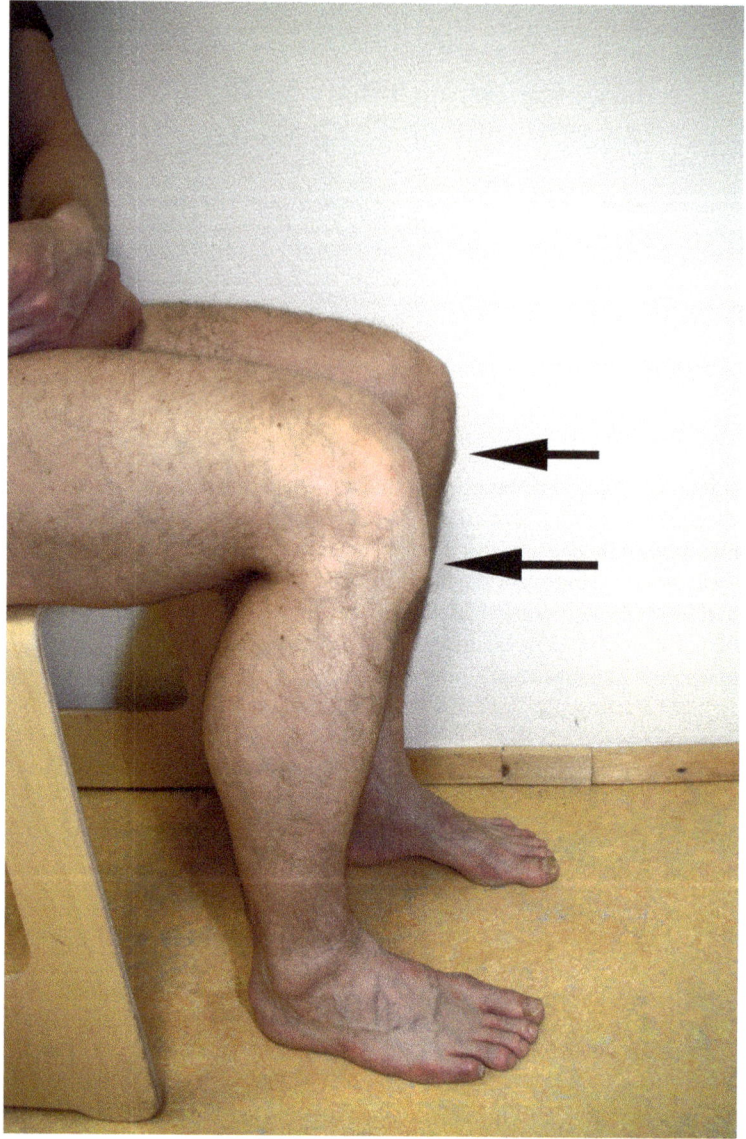

Palpatie

De zwelling van de tuberositas tibiae is hard en is dus inderdaad een gevolg van de tien jaar geleden doorgemaakte Osgood-Schlatter.
De lokale huidtemperatuur is normaal.

Functieonderzoek

Opspringen én landen op het rechterbeen is pijnlijk.
Het verdere onderzoek is geheel negatief, dus ook extensie tegen weerstand.

Palpatie

Palpatie van de insertie van de patellapees aan de tuberositas tibiae veroorzaakt – rechts meer dan links – de voor patiënt herkenbare pijn.

Het betreft hier een bilaterale (insertie)tendopathie van de patellapeesaanhechting aan de tuberositas tibiae. De vroeger doorgemaakte ziekte van Osgood-Schlatter speelt hier een causale rol. Vaak ontstaan er in de patellapees één of meerdere ossificaties in de periode dat de apofysitis nog niet genezen is. Deze botfragmenten (Engels: ossicles) kunnen later klachten veroorzaken zoals hier beschreven (*figuur 4-2*).

Interpretatie

Om de pees optimaal te kunnen beoordelen, is echografie en conventioneel röntgenonderzoek nodig.

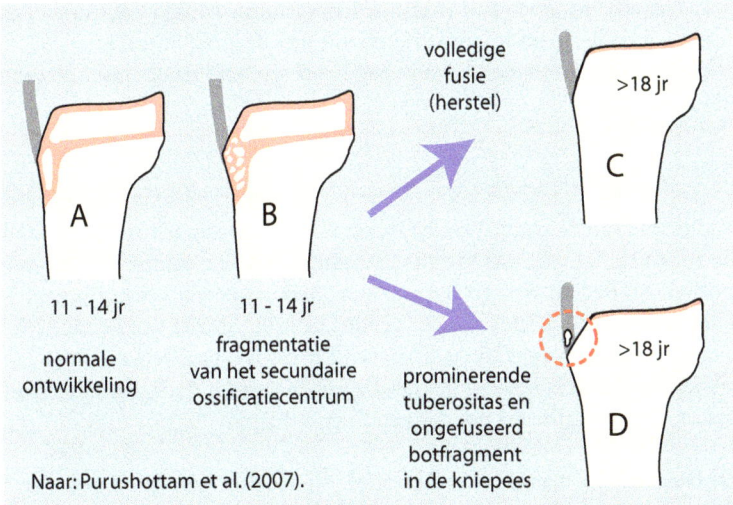

Figuur 4-2
Vaak resteren na de ziekte van Osgood-Schlatter in de patellapees één of meerdere ossificaties (D). Deze botfragmenten (Engels: ossicles) kunnen later klachten veroorzaken.

Aanvullend onderzoek

De conventionele röntgenopnamen tonen aan de rechterknie een klein botfragment in het meest distale deel van de patellapees (*figuur 4-3*). Echografie toont, behalve deze 'ossicle', eveneens een duidelijke degeneratie van de pees ter hoogte van de insertie.

> **Diagnose**
>
> Insertietendopathie van de patellapees aan de tuberositas tibiae als gevolg van een vroeger doorgemaakte ziekte van Osgood-Schlatter

Therapie

Aangezien het hier een beroepsvoetballer betrof die normaal gesproken nog een aantal jaren op het hoogste niveau zou moeten kunnen voetballen, werd besloten de patellapees van de rechterknie operatief te behandelen. De linkerknie veroorzaakte zoveel minder klachten, dat wij hier een spontaan herstel verwachtten.

Bij de operatie werd het zieke, lipoïdgedegenereerde weefsel uit de pees verwijderd, evenals het botfragment.

Follow-up

Het nadeel van een dergelijke ingreep is de relatief lange postoperatieve gipsimmobilisering van vier weken. Niet of korter immobiliseren leidt in verreweg de meeste gevallen tot recidief van de klachten.

Pas na vier maanden kan weer met looptraining worden begonnen. Zes maanden na de operatie kan patiënt weer met de groep meetrainen.

Op dat moment zijn er, behalve een lichte stijfheid na de training, geen klachten meer.

Bespreking

Pathologie van de patellapees *bij volwassenen* is meestal gelokaliseerd rond de apex patellae. Deze aandoening wordt gewoonlijk 'jumpers knee' genoemd. Bij oudere sporters (40 jaar en ouder) wordt soms ook suprapatellaire insertietendopathie gezien. Tendopathie ter hoogte van de aanhechting aan de tuberositas tibiae, zoals in deze casus, komt veel minder frequent voor en is meestal het gevolg van een eerder doorgemaakte apofysitis, zoals beschreven door Osgood[1] en Schlatter.[2]*

De behandeling is primair conservatief. Bij de rekoefeningen moeten zowel de extensoren als de flexoren van de knie worden gerekt. Is er alleen sprake van een apofysitis, dan mag men nooit de spier of spiergroep rekken die aan de aangedane apofyse aanhecht. Dan moeten primair de antagonisten gerekt worden.

Het infiltreren met corticosteroïden is gecontraindiceerd, omdat – zeker bij sporters – het gevaar bestaat dat de pees verweekt en uiteindelijk

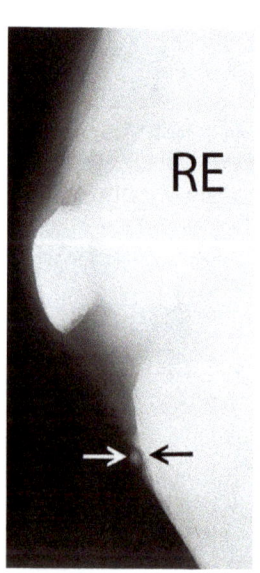

Figuur 4-3
Conventionele laterale detailopname van de rechterknie toont een 'ossicle' ter hoogte van de insertie van de patellapees.

---

* *Robert Osgood (Amerikaans chirurg) en Carl Schlatter (Zwitserse chirurg) beschreven de aandoening onafhankelijk van elkaar in 1903.*

ruptureert. Men mag als arts samen met patiënt en trainer nooit 'de belangrijke wedstrijd van het weekend' als excuus voor een dergelijke injectie gebruiken. Deze corticosteroïdinfiltraties veroorzaken behalve schade aan de pees huidverkleuring en atrofie van het onderhuids weefsel, zoals ook bij deze patiënt het geval was.

Alleen in geval van resistentie voor conservatieve therapie mag chirurgie worden overwogen. De resultaten hiervan zijn gewoonlijk goed (±85%).[3,4]

Literatuur

1. Osgood RB. Lesions of the tibia tubercle occurring during adolescence. Boston Medical and Surgical Journal 1903;148:114-7.
2. Schlatter C. Verletzungen des schnabelförmigen Forsatzes der oberen Tibiaepiphyse. [Bruns] Beiträge zur klinischen Chirurgie 1903;38:874-87.
3. Flowers MJ, Bhadreshwar DR. Tibial tuberosity excision for symptomatic Osgood-Schlatter disease. J Pediatr Orthop 1995 May-Jun;15(3):292-7.
4. Gholve PA, Scher DM, Khakharia S, Widmann RF, Green DW. Osgood Schlatter syndrome. Curr Opin Pediatr 2007 Feb;19(1):44-50.

5 Geleidelijk ontstane infrapatellaire pijn bij een 37-jarige voetballer

Koos van Nugteren

Steeds als hij gevoetbald had, kreeg een 37-jarige sportieve man pijn aan zijn linkerknie. De dagen die volgden op de wedstrijd had hij een wat zeurend gevoel vlak onder zijn knieschijf. Dat gevoel nam toe als hij vervolgens opstond uit een stoel of als hij de trap op- of afliep. Hij had de indruk dat de knie als hij pijn deed ook iets gezwollen was. In de loop van de maanden werden de klachten erger en voelde hij ook pijn *tijdens* het voetballen. Eerst liep hij de pijn er wel weer uit, maar de laatste tijd gebeurde dat niet meer. Hij besloot een tijdje niet meer te voetballen en advies te vragen aan zijn huisarts. Deze stuurde hem door naar de fysiotherapeut. Zijn klachten bestaan nu ruim een halfjaar.

Status praesens

Klachten zijn gering tijdens het consult, aangezien hij al enige tijd niet gesport heeft. Hij verklaart nog lichte pijn te voelen tijdens traplopen en bij het opstaan uit een stoel, vooral als hij daarbij het lichaamsgewicht volledig op zijn linkerbeen zet. De pijn wordt dan gevoeld iets caudaal van de patella. Fietsen levert nauwelijks problemen op.

Patiënt heeft zes jaar geleden de fibula van zijn linkerbeen gebroken; dit heeft hem echter de afgelopen jaren geen klachten meer bezorgd.

Inspectie en algemene palpatie

– Er is geen zwelling zichtbaar.
– Er is geen sprake van temperatuurverschil ten opzichte van rechts.

Functieonderzoek

Alleen bij een kniebuiging (tot 90°) waarbij patiënt op zijn linkerbeen staat en daarbij zijn romp wat achterover houdt, wordt de voor hem kenmerkende pijn opgeroepen; bij deze beweging wordt de m. quadriceps extreem aangespannen en komen er grote krachten te staan op de patella en de kniepees. Het is ongeveer dezelfde houding die een voetballer aanneemt als hij met zijn rechterbeen een bal schopt; patiënt is rechtsbenig bij het voetballen. Deze houding komt ook min of meer overeen met de 'decline-squattest', bedoeld om de functie van de knie-extensoren te testen: hierbij plaatst de patiënt de voet van het aangedane been op een helling van 25°,[1] terwijl een kniebuiging wordt uitgevoerd (*figuur 5-1 en bijlage I*).

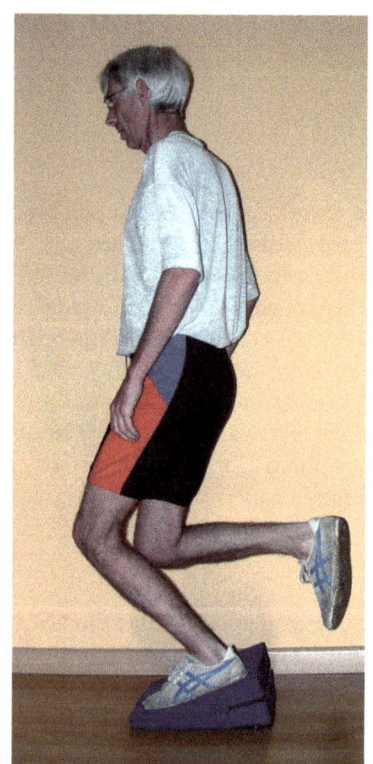

Figuur 5-1
De 'decline squat': een kniebuiging op één been op een helling van 25°. Door de mate van pijn vast te stellen met gebruik van de VAS en de hoek in de knie te bepalen waarbij de pijn optreedt, kan men de test gebruiken als meetinstrument. Als geen speciaal decline-squat-plankje beschikbaar is, kan de decline-squattest worden uitgevoerd met behulp van een balkje onder de hiel (zie bijlage I).

Het functieonderzoek is verder negatief.

Interpretatie Pijn *na belasten* wijst bij volwassenen op een tendinogene oorzaak (bij kinderen op een apofysitis). De laatste tijd voelt patiënt echter ook pijn *tijdens* het sporten. De tendopathie is dus langzaam verslechterd van stadium 1 (alleen pijn na belasten van de pees), via stadium 2 (pijn bij het begin van het belasten en na afloop) naar stadium 3 (pijn tijdens belasten). Een tendopathie die langer dan drie maanden duurt, is chronisch en wordt tendinose genoemd.

Specifieke palpatie

Er bestaat drukpijn op de patellapees iets distaal van de onderpool van de patella. Het is de voor patiënt kenmerkende pijn die hij ook ervaart tijdens en na het sporten. Bij nauwkeurige palpatie blijkt dat de pees ter plaatse van de pijn ook enigszins gezwollen is.

Diagnose

Tendinose van de patellapees (jumpers knee)

Therapie

Patiënt krijgt een oefenprogramma waarbij *excentrisch* spierversterkende oefeningen worden toegepast voor de m. quadriceps. De oefeningen zijn gericht op toename van spierkracht en bestaan uit stepoefeningen met een vrij hoog opstapbankje. Het oefenmoment is de *afstap* waarbij het rechterbeen *langzaam* naar beneden gezet wordt. Het lichaamsgewicht wordt dan gedragen door het aangedane linkerbeen *(figuur 5-2)*. De oefening wordt verzwaard door het dragen van een rugzak. Het gewicht van de rugzak bepaalt de dosering.

Dit type oefeningen is functioneler dan training op een quadricepsbank. Voor en na het oefenen moet patiënt rekoefeningen doen van de m. rectus femoris als dit *niet* pijnlijk is. Verder raad ik hem aan zijn kniebuigers (hamstrings, kuitspieren en de lange adductoren) te rekken, aangezien verkorte kniebuigers een soepele knie-extensie (door de m. quadriceps) kunnen afremmen *(figuur 2-2)*.

Concreet ziet het oefenprogramma dat dagelijks tweemaal wordt uitgevoerd er als volgt uit:
- driemaal 20 seconden rekken van de m. rectus femoris (ook aan de nietaangedane rechterzijde);
- vier series van vijftien keer langzaam *voorwaarts* afstappen van een verhoging (hierbij wordt het lichaam vanzelf wat achterover gehouden). Rustpauze tussen de series: één minuut;
- statisch rekken van de m. rectus femoris, hamstrings, m. gastrocnemius en de m. gracilis gedurende minimaal 30 seconden. Als deze voldoende op lengte zijn, mag het rekken minder frequent gebeuren als onderhoud van de verkregen spierlengte.

Geleidelijk wordt de afstapoefening verzwaard. Dit gebeurt door:
- verhogen van de opstap;
- het dragen/verzwaren van een rugzak;
- het laten uitvoeren van een kniebuiging op het aangedane been, staand op een schuine plank (25°) of met de hiel op een verhoging *(figuur 5-1)*. Bij het omhoog komen mag patiënt *beide* voeten op de grond plaatsen. Deze

Figuur 5-2
Het oefenmoment is de afstap waarbij het rechterbeen langzaam naar beneden gezet wordt.

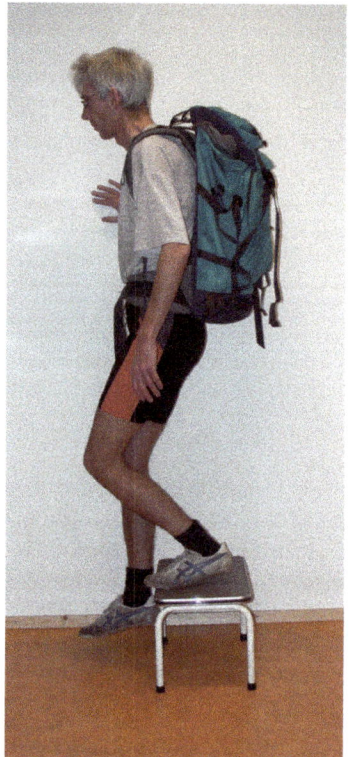

oefening wordt in wetenschappelijke literatuur beschreven als de 'decline squat'. Gunstig effect ervan wordt vrijwel steeds aangetoond. Wel is het belangrijk – in geval van de jumpers knee – dat de patiënt stopt met sporten gedurende de periode dat hij traint en dat hij de oefeningen consequent uitvoert.

De dosering van deze oefeningen moet zodanig zijn dat zij goed gecontroleerd kunnen worden uitgevoerd. Lichte tot matige pijn wordt hierbij geaccepteerd. Dat geldt ook voor activiteiten die men verder onderneemt zoals fietsen en wandelen. Wanneer de oefeningen zonder pijn en gemakkelijk kunnen worden uitgevoerd, dan is de dosering te laag en moet het oefenprogramma verzwaard worden.

Follow-up Patiënt krijgt duidelijke instructies en gaat hiermee zelf thuis aan de slag. Na vier maanden neemt hij weer contact op. De klachten zijn geleidelijk afgenomen. De laatste weken is hij volledig klachtenvrij; de eerste voetbalwedstrijden heeft hij alweer zonder problemen gespeeld.

Bespreking

De jumpers knee wordt beschouwd als een vorm van tendinose van de patellapees. Tendinose op deze locatie wordt vaak aangetroffen bij personen die tijdens sportactiviteiten moeten springen. Patiënten met tendinose zijn dikwijls nog opvallend jong (tussen 25 en 40 jaar).

De oorzaak van dit type tendinose is niet helemaal duidelijk. Men vermoedt dat het te maken heeft met overbelasting en herhaald letsel van de kniepees als gevolg van het springen, waarna het herstel van de pees wordt verstoord. Vooral de achterzijde van de pees blijkt vaak 'tendinotisch' van karakter;[2] in het aangedane deel van de pees is sprake van zwelling (door een toename van de grondsubstantie tussen de collagene vezels), fibrocartilagineuze metaplasie, ingroei van bloedvaten, ingroei van vrije zenuwuiteinden en een toename van de concentratie glutamaat.* Er zijn geen verschijnselen van inflammatie.[2]

De afstapoefening *(figuur 5-2)* en de unilaterale excentrische 'decline-squatoefening' *(zoals in figuur 5-1)* zijn afgeleid van de therapie beschreven door Alfredson et al. (1998),[3] Mafi et al. (2001,[4] en Svernlöv et al. (2001)[5] bij de behandeling van respectievelijk achillespeestendinose en de tennisarm. De histologie van de aangedane pees van de jumpers knee komt namelijk overeen met deze twee vormen van tendinose.[6]

Diverse auteurs hebben de unilaterale excentrische decline-squatoefening *(zoals in figuur 5-1)* onderzocht als methode om de kwaliteit van de kniepees bij tendinose te verbeteren. Young et al. (2005)[7] vergeleken de excentrische squat (op een 25° hellend vlak) met de afstapoefening (van een 10 cm hoog 'opstapje'). Zij deden dit onderzoek bij topvolleybalspelers. Beide methoden bleken effectief, maar de decline squat gaf iets betere resultaten. Een decline squat zonder hellend vlak wordt afgeraden: onderzoek van Kongsgaard et al. (2006)[8] toont aan dat duidelijk meer kracht op de patellapees wordt overgebracht wanneer gebruik wordt gemaakt van een 25° aflopend hellend vlak. Vermoedelijk is de decline squat op een *vlakke* ondergrond hierdoor minder effectief.[9] *De concentrische squat blijkt minder effectief te zijn dan de excentrische squat.*[10]

Bahr et al. (2006)[11] vergeleken de resultaten van een operatie met die van een excentrisch trainingsprogramma bij de behandeling van de jumpers knee. Bij alle patiënten was sprake van een vrij ernstige vorm van tendopathie (graad IIIb).** Beide groepen gingen erop vooruit. De vooruitgang was echter niet indrukwekkend; ongeveer de helft van de patiënten kon na een jaar weer goed sporten. Er werd na twaalf maanden geen significant verschil gevonden tussen de geopereerde groep en de groep die excentrisch had getraind. De onderzoekers geven dan ook het advies om altijd eerst gedurende drie maanden een excentrisch trainingsprogramma te laten uitvoeren alvorens een operatie te overwegen.

---

* *Glutamaat is een van de belangrijkste neurotransmitters van het zenuwstelsel.*
** *Graad IIIb: patiënt heeft pijn tijdens en na sporten. De sportprestatie heeft eronder te lijden.*

De optimale formule van training als behandeling van een jumpers knee is nog niet bekend; het ziet er echter naar uit dat het hiervoor beschreven oefenprogramma *(zie ook bijlage IV)* over het algemeen een bevredigend resultaat oplevert, vooral bij de mildere vormen van tendopathie. Waarschijnlijk geeft deze vorm van excentrische krachttraining dusdanige mechanische prikkels aan het aangedane weefsel dat het zich wat structuur betreft geleidelijk zal aanpassen aan de hoge belasting.*

Literatuur

1 Cook J, Khan K, Maffuli N, Purdam C. Overuse tendinosis, not tendonitis: applying the new approach to patellar tendinopathy. Physician and Sports Medicine 2000;28(6):31-46.
2 Hamilton B, Purdam C. Patellar tendinosis as an adaptive process: a new hypothesis. Br J Sports Med 2004 Dec;38(6):758-61.
3 Alfredson H, Pietila T, Jonsson P, Lorentzon R. Heavy-load eccentric calf muscle training for the treatment of chronic Achilles tendinosis. Am J Sports Med 1998 May-Jun;26(3):360-6.
4 Mafi N, Lorentzon R, Alfredson H. Superior short-term results with eccentric calf muscle training compared to concentric training in a randomized prospective multicenter study on patients with chronic Achilles tendinosis. Knee Surg Sports Traumatol Arthrosc 2001;9(1):42-7.
5 Svernlov B, Adolfsson L. Non-operative treatment regime including eccentric training for lateral humeral epicondylalgia. Scand J Med Sci Sports 2001 Dec;11(6):328-34.
6 Alfredson H, Forsgren S, Thorsen K, Lorentzon R. In vivo microdialysis and immunohistochemical analyses of tendon tissue demonstrated high amounts of free glutamate and glutamate NMDAR1 receptors, but no signs of inflammation, in jumper's knee. J Orthop Res 2001 Sep;19(5):881-6.
7 Young MA, Cook JL, Purdam CR, Kiss ZS, Alfredson H. Eccentric decline squat protocol offers superior results at 12 months compared with traditional eccentric protocol for patellar tendinopathy in volleyball players. Br J Sports Med 2005 Feb;39(2):102-5. Erratum in: Br J Sports Med 2005 Apr; 39(4):246.
8 Kongsgaard M, Aagaard P, Roikjaer S, Olsen D, Jensen M, Langberg H, Magnusson SP. Decline eccentric squats increases patellar tendon loading compared to standard eccentric squats. Clin Biomech (Bristol, Avon) 2006 Aug;21(7):748-54.
9 Purdam CR, Jonsson P, Alfredson H, Lorentzon R, Cook JL, Khan KM. A pilot study of the eccentric decline squat in the management of painful chronic patellar tendinopathy. Br J Sports Med 2004 Aug;38(4):395-7.
10 Jonsson P, Alfredson H. Superior results with eccentric compared to con-

---

* *Meer informatie over tendinose is te vinden in een eerdere uitgave van 'Orthopedische casuïstiek':* Onderzoek en behandeling van peesaandoeningen. Tendinose (2006).

centric quadriceps training in patients with jumper's knee: a prospective randomized study. Br J Sports Med 2005 Nov;39(11):847-50.
11 Bahr R, Fossan B, Løken S, Engebretsen L. Surgical treatment compared with eccentric training for patellar tendinopathy (Jumper's Knee). A randomized, controlled trial. J Bone Joint Surg Am 2006 Aug;88(8):1689-98.

6 Een 23-jarige man met vage pijn van zijn rechterknie ná joggen

Pat Wyffels

Een 23-jarige jongeman bezocht mijn spreekuur met al drie maanden bestaande klachten ter hoogte van zijn rechterknie. Hij had juist bericht gekregen dat hem een beurs was toegekend om aan een prestigieuze universiteit in de Verenigde Staten een mastersopleiding te volgen in informatica. Hij zou graag willen dat zijn knie eerst weer in orde was. Hij zou wel al over vijf dagen vertrekken...!

De knie deed in rust geen pijn, wel na inspanning. Patiënt was ongeveer een halfjaar geleden begonnen met joggen en had de afstand geleidelijk opgevoerd. Hij jogte zo'n dertig tot zestig minuten in een rustig tempo, maar steeds ontstond er na afloop pijn ter hoogte van het proximolaterale aspect van de patella. De klachten bleven ongeveer 24 uur bestaan.

Patiënt is nooit erg sportief geweest (hij zat meer achter zijn pc) en kreeg pas klachten toen hij – nu drie maanden geleden – de joggingsafstand ging opvoeren.

Wanneer hij pijn had, nam deze toe bij traplopen. Ook fietsen met een zware versnelling was pijnlijk.

Op 13-jarige leeftijd liep patiënt een grote snijwond op naast de patella. Zes maanden later was er na een gering trauma een fractuur van de patella, waarvoor hij conservatief werd behandeld met gipsimmobilisering. Patiënt was gevallen en had hierbij zijn knie gestoten tegen een hard voorwerp. Wegens de aanhoudende pijn werden er röntgenfoto's gemaakt en tot verbazing van de ouders werd vastgesteld dat de knieschijf was gebroken.

Relevante voorgeschiedenis

Het verhaal doet in eerste instantie denken aan een laesie van het strekapparaat: pijn ná inspanning en toename ervan bij traplopen. De locatie, proximolateraal van de patella, komt echter niet frequent voor. Ook de duur van de pijnperiode is langer dan men zou verwachten bij een klassieke tendopathie.

Dan is er nog de voorgeschiedenis van een patellabreuk bij een gering

Interpretatie

trauma die het beeld 'kleurt'. Een patella fractureert over het algemeen slechts wanneer er sprake is van zeer grote inwerkende krachten.

Inspectie

Mediaal van de patella is een litteken zichtbaar. Verder zijn er geen bijzonderheden.

Palpatie

Bij palpatie is er warmte noch zwelling.

Functieonderzoek

Op het ogenblik van het onderzoek is patiënt klachtenvrij en levert het functieonderzoek niets op.

Specifieke palpatie

Er bestaat duidelijke drukpijn ter hoogte van de proximale en in het bijzonder de proximolaterale rand van de patella. Deze pijn wordt door patiënt als de herkenbare pijn beschreven.

Gezien de vroegere 'fractuur' laat ik conventioneel röntgenonderzoek uitvoeren en vraag patiënt met de foto's terug te komen op een moment dat hij pijn heeft. Hij moet dan voorafgaand aan het consult eerst een uur joggen.

Differentiaaldiagnostisch kan men denken aan een insertietendopathie, een late complicatie van de 'breuk' van tien jaar geleden of een patella bipartita.

Na belasting is het functieonderzoek positief. Passieve eindstandige flexie (rek) en extensie tegen weerstand zijn pijnlijk.

De meegebrachte röntgenfoto's tonen een duidelijke patella tripartita.

Diagnose

Patella tripartita

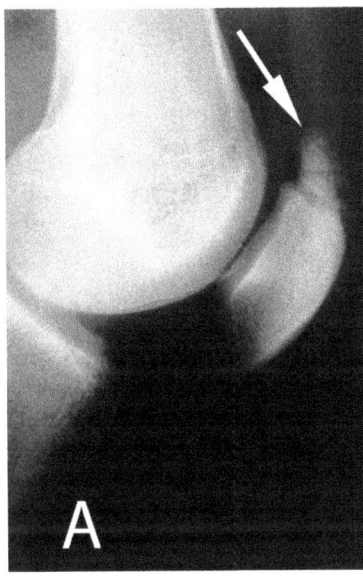 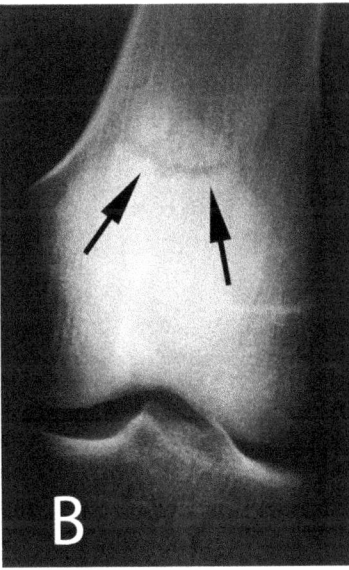

Figuur 6-1
Conventionele röntgenfoto's van de rechterknie tonen een patella tripartita.
A: laterale opname.
B: voor-achterwaartse opname.

Interpretatie

De stukjes van de puzzel vallen nu op hun plaats. De 'fractuur' van tien jaar geleden betreft niets anders dan een patella tripartita, waarvoor de knie indertijd ten onrechte in gips werd geïmmobiliseerd.

Een patella tripartita is het niet-vergroeien van de twee botkernen van de patella met de rest van de patella. Evenals bij een patella bipartita* heeft dit in sommige gevallen alleen bij sportbeoefenaars consequenties. Bij niet-sportieve activiteit blijft de knie asymptomatisch en veroorzaakt pas na zwaardere inspanningen klachten.

De situatie wordt aan patiënt uitgelegd en hij krijgt het advies om zijn activiteiten zodanig te doseren dat hij zijn klachten onder controle kan houden.

Alleen in geval van een duidelijke toename van de ernst van de klachten kan operatief worden behandeld.

---

* Meer informatie over de patella bipartita is te vinden in een eerder verschenen casus (K75) in 'Orthopedische casuïstiek' (1997), Progressieve anterieure kniepijn tijdens en na sportbeoefening bij een 20-jarige man.

Figuur 6-2
Anatomische variaties: patella bipartita (A, B, C), tripartita (D, E) en multipartita (F, G).

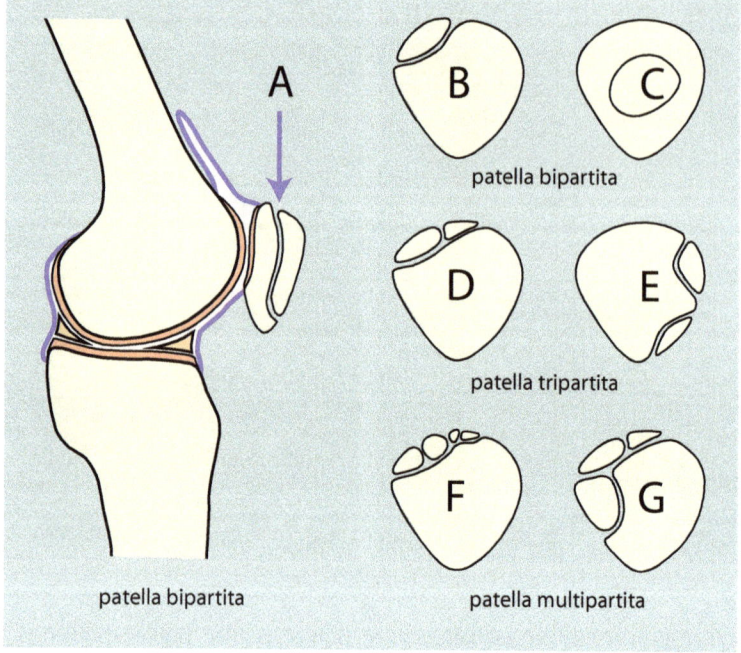

7 Plotseling ontstane anterieure kniepijn en onvermogen de knie te strekken bij een 24-jarige sportieve vrouw, drie maanden na een voorste kruisbandoperatie

Marc Martens

Als gevolg van een ski-ongeval ruim vier maanden geleden ontstond bij een sportieve 24-jarige vrouw een acute ruptuur van de voorste kruisband van de rechterknie. Deze werd een maand na het ongeval operatief behandeld door middel van een ent van de patellapees, met een stukje bot van de onderpool van de patella en een stukje bot ter hoogte van de insertie aan de tuberositas tibiae.*

Patiënte werd daarna gerevalideerd, waarbij alles vrij vlot verliep, tot ongeveer drie maanden na de ingreep: tijdens het snel aflopen van een trap ontstond er plotseling heftige pijn aan de voorzijde van de knie, waarna het actief strekken van de knie volledig onmogelijk was.

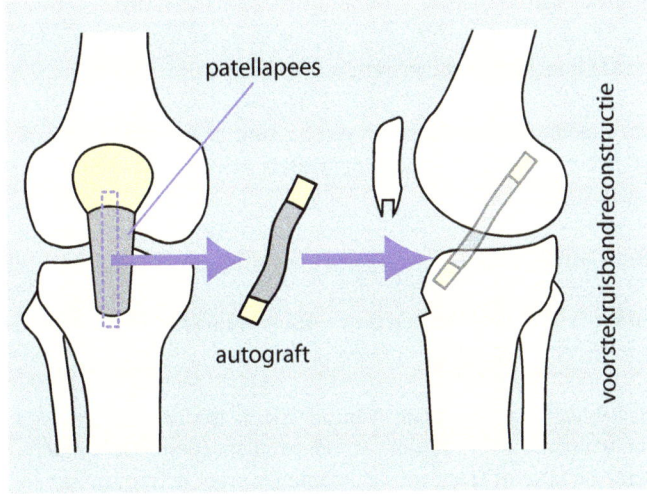

Figuur 7-1
Patiënte werd operatief behandeld door middel van een ent van de patellapees, met een stukje bot van de onderpool van de patella en een stukje bot van de tuberositas tibiae.

---

* Meer informatie over dit onderwerp is te vinden in een eerder verschenen boek in de serie 'Orthopedische casuïstiek' (2008), Onderzoek en behandeling van de knie: hoofdstuk 5 en 5a.

Status praesens

Patiënte wordt verwezen naar de Spoedeisende Hulp van het plaatselijke ziekenhuis. Zij zegt hevige pijn te hebben aan de voorzijde van de rechterknie; zij kan het aangedane been niet meer belasten. Ook actief strekken is onmogelijk.

Inspectie

De knie is fors gezwollen. Deze zwelling is onmiddellijk na de val ontstaan, wat wijst op een haemarthros.

Algemene palpatie

Door middel van palpatie wordt de zwelling bevestigd. De knie voelt ook warm aan.

Functieonderzoek

Actief strekken is volledig onmogelijk, actief buigen gaat redelijk. Het passieve bewegingsonderzoek is vanwege de pijn nauwelijks uit te voeren. Het stabiliteitsonderzoek is – voor zover uitvoerbaar – negatief.

Aanvullend onderzoek

Punctie van de knie toont vetdruppels, wat wijst op een fractuur.

Interpretatie Omdat er waarschijnlijk sprake is van een fractuur en er tevens een ernstige functiestoornis is van het strekapparaat, is de conclusie dat het gaat om een patellafractuur.

Beeldvormend onderzoek

De conventionele röntgenopnamen tonen een grote fractuur van de patella, die ver naar proximaal reikt.

Interpretatie Een patellafractuur is een zeldzame complicatie na een reconstructie van een voorste kruisband door middel van een patellapees-ent. De röntgenfoto's tonen – behalve de fractuur – een tamelijk groot defect van de patella ter hoogte van de plaats waar de bot-ent uit de patella genomen werd. Dit doet denken aan resectie van een *te groot* botfragment van de patella, waardoor de patella ernstig verzwakt. Een fractuur als gevolg van een plotselinge aanspanning van de knie-extensoren kan het gevolg zijn. Dit is uiteraard een technische fout; er zijn echter ook patellafracturen beschreven na resectie van een kleiner fragment van de patella, omdat dit hoe dan ook leidt tot verzwakking van het bot.

Een andere – gelukkig ook niet frequent voorkomende – complicatie is een ruptuur van de patellapees zelf. Dit gebeurt eveneens bijna altijd in de eerste maanden na de operatie, meestal bij patiënten die te fanatiek oefenen en/of te vroeg de sportactiviteiten hervatten.

Soms is deze ruptuur het gevolg van een te breed verwijderd fragment van de patellapees. Zo zien wij regelmatig dat men bij jonge meisjes met een slanke patellapees meer dan een derde van de pees reseceert, waardoor deze ernstig verzwakt.

Diagnose

Patellafractuur als gevolg van resectie van een te groot botfragment van de patella bij de reconstructie van de voorste kruisband

Therapie

Patiënte werd operatief behandeld door middel van een osteosynthese met twee horizontaal ingebrachte schroeven.

Postoperatief mag patiënte – zonder gipsimmobilisatie – partieel belasten met behulp van twee krukken.

Drie maanden na de operatie is de functie normaal, maar wegens onvoldoende herstel van het bot moet sportbeoefening nog eens negen maanden worden uitgesteld.

Follow-up

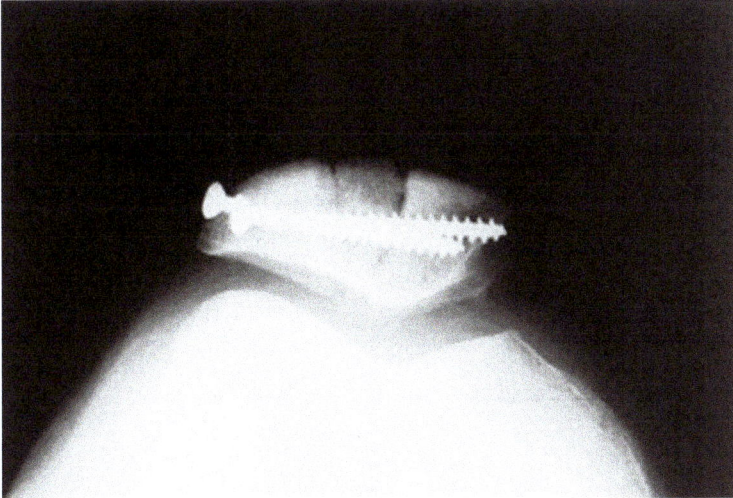

Figuur 7-2
Deze conventionele tangentiële röntgenopname van de patella toont de postoperatieve situatie. De patellafractuur werd door middel van twee horizontaal ingebrachte schroeven gefixeerd.

Figuur 7-3
Deze conventionele voor-achterwaartse röntgenopname van de rechterknie toont het osteosynthesemateriaal.

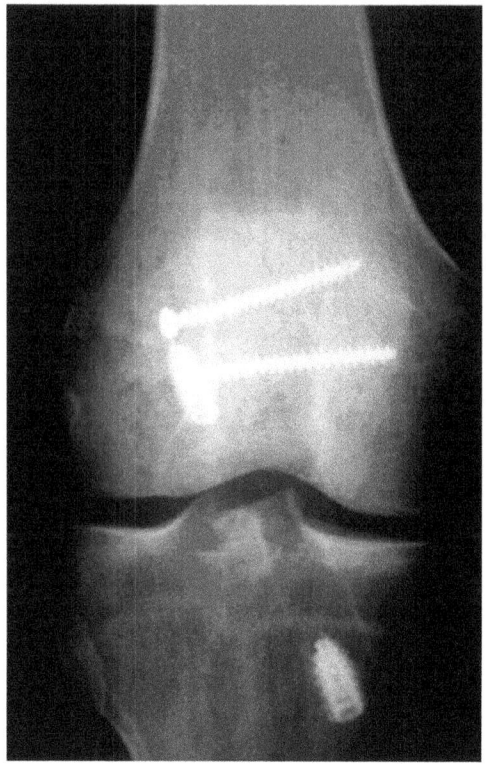

7a Addendum: patellafracturen

Koos van Nugteren

Fracturen van de patella vormen ongeveer 1% van alle fracturen van het menselijk skelet.[1] Zij ontstaan gewoonlijk door direct inwerkend geweld, bijvoorbeeld als gevolg van een val of door een slag of stoot zoals bij een dashboardtrauma.[2] Patellafracturen kunnen variëren van een klein fissuurtje tot totale verbrijzeling. Verder kan onderscheid worden gemaakt tussen fracturen met een intact en die met een onderbroken extensorenapparaat. In dat laatste geval bestaat er onvermogen de knie actief te strekken. Ten slotte kan ook onderscheid worden gemaakt tussen een intact en een beschadigd patellofemoraal gewricht.

Etiologie

Ruim driekwart van de patellafracturen wordt veroorzaakt door verkeersongevallen, ongeveer 14% heeft te maken met ongevallen op het werk en circa 11% heeft te maken met ongevallen in huis. Zelden ontstaat een patellafractuur door sport.[1] Wel kan tijdens sport een patellaluxatie de oorzaak zijn van een osteochondrale patellafractuur: de radiografische incidentie van osteochondrale fragmenten na een patellaluxatie is 5% tot 30%, terwijl de operatieve incidentie 30% tot 70% bedraagt.

Soms ontstaat een avulsiefractuur ten gevolge van krachtig aanspannen van de m. quadriceps. Dit fenomeen wordt vooral gezien bij tieners die nog niet zijn uitgegroeid; bij hen is immers sprake van een nog relatief kwetsbaar skelet. Ook bij de *volwassen* patiënte uit voorgaande casus trad een patellafractuur op door het krachtig aanspannen van de m. quadriceps; zij had echter een kwetsbare patella ten gevolge van een recente kruisbandoperatie; dergelijke iatrogene fracturen zijn zeer zeldzaam; men schat het risico op een patellafractuur na een dergelijke kruisbandoperatie op minder dan 1%. Andere iatrogene patellafracturen worden gezien bij implantatie van een totale knieprothese.

> **Ruptuur**
>
> Bij *gezonde* volwassenen zal overmatige aanspanning van de m. quadriceps eerder leiden tot een patella*peesruptuur* dan tot een patella*fractuur*. Ook rupturen zijn overigens vrij zeldzaam; meestal ontstaat een dergelijke ruptuur bij personen die lijden aan een systeemziekte zoals reumatoïde artritis en/of personen die langdurig corticosteroïden gebruiken.

Symptomatologie

Na het ongeval waarbij een patellafractuur ontstond, is het meestal onmogelijk het been actief te strekken; dit geldt met name bij een ernstige fractuur waarbij het strekapparaat volledig is onderbroken. Over het algemeen is het gewricht dan sterk gezwollen.

Beeldvorming

Een röntgenfoto bevestigt gewoonlijk de diagnose. In sommige gevallen kan het lastig zijn onderscheid te maken tussen een patella bipartita (of multipartita) en een fractuur. Bij twijfel kan MRI, CT-scan en/of een botscan uitsluitsel geven. Ook bij verdenking van begeleidend wekedelenletsel, zoals een kruisbandruptuur, kan MRI dit eventueel in beeld brengen.

Therapie

Het type behandeling na een patellafractuur hangt sterk af van het type fractuur, de grootte van de botfragmenten, de integriteit van het extensorenapparaat en de mate van beschadiging van het patellofemorale gewrichtsoppervlak.[1]

Conservatief Conservatieve therapie wordt toegepast als het strekapparaat nog intact is en de fractuurstukken nog (vrijwel) tegen elkaar liggen (< 2 mm) en er geen verschuiving van de botstukken ten opzichte van elkaar heeft plaatsgevonden.[1] De knie wordt meestal in licht gebogen positie geïmmobiliseerd met behulp van een loopkoker.[2] Na zes weken immobilisatie wordt de belasting geleidelijk opgevoerd. Tegenwoordig maakt men ook vaak gebruik van een orthese die een beperkte beweging (meestal tot 30° flexie) toelaat.

Operatief Operatieve behandeling wordt toegepast als de fractuurstukken meer dan 2 mm uit elkaar liggen. Refixatie van de fractuurstukken is dan nodig. Aangezien allerlei soorten fractuurlijnen mogelijk zijn, zijn er ook allerlei operatietechnieken om de patella te repareren.

Osteochondrale fracturen

In geval van osteochondrale patellafracturen worden losliggende kleine fragmenten verwijderd en grote fragmenten – zo mogelijk – gerefixeerd. Fragmenten die meer dan 25% van het gewrichtsoppervlak beslaan, moeten zeker worden gerefixeerd; hierbij kan uiteindelijk volledig herstel van het gewrichtsoppervlak plaatsvinden.[1] Men gebruikt dan bij voorkeur biodegradeerbaar fixatiemateriaal om een heroperatie, voor het verwijderen van het fixatiemateriaal, te voorkomen.

Patellectomie

Soms wordt een (partiële) patellectomie toegepast. Dit gebeurt bij een dusdanige verbrijzeling van de patella dat reparatie niet meer mogelijk is. Patellectomie moet worden beschouwd als een laatste redmiddel.

Revalidatie

Afhankelijk van de ernst wordt na de operatie een orthese of een loopkoker voorgeschreven om de krachten op de geopereerde patella te minimaliseren.

Bij de revalidatie moet men, indien mogelijk, snel beginnen met mobilisering van het patellofemorale gewricht; dit is nodig om capsulaire beperkingen en kraakbeendegeneratie te voorkomen. Verder worden spierversterkende oefeningen voor de m. quadriceps gegeven. De belasting op de patella wordt hierbij *heel geleidelijk* opgevoerd. De dosering en duur van de behandeling zijn sterk afhankelijk van het type fractuur, de grootte van de botfragmenten, de stabiliteit van het extensorenapparaat en de kwaliteit van het patellofemorale gewricht.

Literatuur

1 Wild M, Windolf J, Flohé S. [Fractures of the patella.] Unfallchirurg 2010 May; 113(5):401-11; quiz 412.
2 Werken C van der. Letsels van het steun- en bewegingsapparaat. Maarssen: Elsevier Gezondheidszorg, 2000.

8 Een jonge 15-jarige sportieve korfbalster met al jaren recidiverende acute kniepijn

Koos van Nugteren

Tijdens een wedstrijd zakte een 12-jarige jonge korfbalster plotseling door haar knie. Zij viel niet, maar voelde een hevige pijn aan de voorzijde van haar knie. In mindere mate had zij dit vaker gehad, maar de pijn was nu zo hevig dat zij het veld moest verlaten. Na enkele minuten zakte de pijn weer en na tien minuten ging zij het veld weer in om verder te spelen.

Dit fenomeen herhaalde zich in de daaropvolgende jaren vele malen; iedere maand zakte zij wel een aantal keren door haar knie, soms door de linker- en soms door de rechterknie. Zij viel daarbij nooit en de aangedane knie was – volgens haar – ook nooit gezwollen. De meest riskante momenten tijdens de wedstrijd waren springen en sprinten. Omdat de pijn steeds in korte tijd (enkele minuten tot enkele uren) weer overging, besteedde zij er niet veel aandacht aan.

Na enkele jaren voelde zij ook regelmatig pijn wanneer zij de trap afliep; soms kreeg zij een gevoel alsof ze er doorzakte tijdens trap aflopen en – in mindere mate – tijdens wandelen. Verder was langdurig zitten met gebogen benen soms pijnlijk, maar vaak ook niet. Pijn voelde zij dan aan de anteromediale zijde van de patella. Toen zij het probleem bij de huisarts ter sprake bracht, werd patiënte doorverwezen naar de fysiotherapeut.

Status praesens

Patiënte heeft geen pijn en voelt zich kerngezond. Zij is twee weken eerder voor het laatst door de knie gezakt.

Inspectie

Inspectie toont geen bijzonderheden.

Algemene palpatie

Geen bijzonderheden.

Functieonderzoek

Het functieonderzoek van de knie is volledig negatief. Er is geen hydrops, de passieve bewegingen zijn normaal mogelijk en de bandtests tonen geen bijzonderheden. Ook de tests voor patella-instabiliteit en de hoffa-test zijn negatief. Wel wordt anterieure kniepijn in lichte mate geprovoceerd tijdens de decline-squattest op één been.

Specifieke palpatie

Er wordt lichte drukpijn gevoeld iets mediaal van de patella.

Interpretatie Aangezien het functieonderzoek weinig bijzonderheden oplevert, moeten we de meeste gegevens halen uit het verhaal van de patiënte.

Het door patiënte beschreven fenomeen kan wijzen op patella-instabiliteit of op een inklemming van de plica mediopatellaris ofwel een plicasyndroom. Pijn, meestal iets mediaal van de patella, ontstaat zodra de plica mediopatellaris ingeklemd raakt tussen de patella en de mediale femurcondyl. Dit kan gebeuren als er sprake is van de volgende twee factoren.
- Er is een (relatief grote) plica mediopatellaris; dit is een embryonaal restant van een septum uitgaande van het gewrichtskapsel van de knie. Eén op de drie à vier personen heeft een mediopatellaire plica. Deze kan aanzienlijk verschillen in grootte en dikte (*figuur 8-1*).
- De plica raakt bij de betrokken persoon gemakkelijk beklemd als de knie zich in een bepaalde stand bevindt; meestal is dit een flexie van 30-60°. Veel personen met een mediopatellaire plica krijgen er nooit last van.

Als de plica met grote kracht wordt ingeklemd, kan men hevige pijn ervaren. Zodra de plica losschiet tussen de patella en de femurcondyl vandaan, verdwijnt de pijn direct en blijft hooguit lichte irritatie van het kapsel over. Dikwijls ontstaat als gevolg van herhaalde mechanische irritatie zwelling van het gewrichtskapsel. Een lichte hydrops is eveneens mogelijk.

Aanvullende test

De test voor de plica mediopatellaris[1,2] is duidelijk positief (*zie bijlage I*). De sensitiviteit en specificiteit van deze plicatest is bijna 90%.[2]

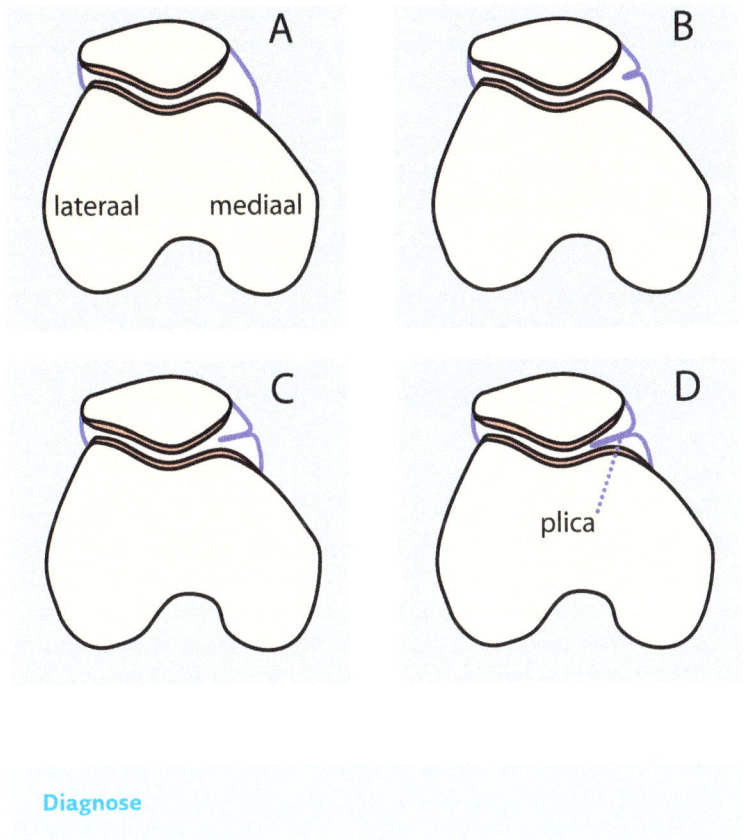

Figuur 8-1
Eén op de drie à vier personen heeft een mediopatellaire plica. Deze kan aanzienlijk verschillen in grootte en dikte. D toont de grootste plica en hoe deze kan worden ingeklemd tussen de patella en de mediale femurcondyl.

Naar: Dupont (1997)

Diagnose

Plicasyndroom beiderzijds

Therapie

Conservatieve therapie bestaat uit:
- het zoveel mogelijk achterwege laten van provocerende bewegingen en houdingen. Voor patiënte betekent dit een verbod op 'springen en sprinten' tijdens trainingen.
- spierrekken van de hamstrings en m. rectus femoris. Dit helpt de mate van compressie van de patella tegen de femurcondyl enigszins te verminderen, vooral tijdens hardlopen (*figuur 2-2*).
- goed gedoseerde spierversterking voor de m. quadriceps.[3]

Vooral bij jonge patiënten die nog niet langdurig klachten hebben, kan conservatieve behandeling succes hebben.[3]

Als de pijn toch aanhoudt, is een tijdje relatieve rust verstandig: het kapsel zal hierdoor tot rust komen, de zwelling verdwijnt en de pijn zal verminderen. NSAID's kunnen helpen een eventuele inflammatie van het kapsel te remmen. Iets ingrijpender is een intra-articulaire injectie met corticosteroïden. Wanneer – in geval van een chronisch plicasyndroom – litteken-vorming in het kapsel is opgetreden, dan wordt conservatieve behandeling lastig; vaak is in dat geval artroscopische resectie* van de plica nodig.

Ik geef patiënte de nodige informatie. Het probleem wordt hiermee duidelijk voor haar verklaard en zij zal proberen, vooral tijdens de trainingen, sprinten en springen te vermijden. Verder gaat zij starten met rekoefeningen.

Follow-up Drie maanden later hebben we een controleafspraak. Zij heeft de afgelopen maanden duidelijk minder last gehad dan voorheen. Toch is zij nog een aantal keren door de knie gezakt. We hopen dat naarmate patiënte nog groeit, het risico van inklemming van de plica vanzelf vermindert.

Bespreking

De plica mediopatellaris is een restant van het septum dat de knie in de embryonale fase in een linker- en een rechterhelft (kamer) verdeelt. Dit septum verdwijnt en het residu (de plica) verplaatst zich na de geboorte naar mediaal. Eén op de drie à vier personen heeft een mediopatellaire plica.

De plica verloopt van het vetlichaam van Hoffa, via het mediale aspect van de patella – vaak zelfs tussen de patella en de mediale femurcondylus – naar het proximale deel van het kapsel. Bij sporters kan in sommige gevallen irritatie en inflammatie[4] van deze plica ontstaan. De plica zwelt op en tijdens flexie-extensie van de knie ontstaat een pijnlijk klikken wanneer de patella over de plica glijdt. Men kan dit beschouwen als een patellofemoraal impingement van de plica. Het vermoeden is dat er bij één op de tien personen met een mediale plica een plicasyndroom ontstaat.[5]

Literatuur

1 Kim SJ, Jeong JH, Cheon YM, Ryu SW. MPP test in the diagnosis of medial patellar plica syndrome. Arthroscopy 2004 Dec;20(10):1101-3.
2 Kim SJ, Lee DH, Kim TE. The relationship between the MPP test and arthroscopically found medial patellar plica pathology. Arthroscopy 2007 Dec; 23(12):1303-8.
3 Sanchis-Alfonso Vicente. Anterior knee pain and patellar instability. Londen: Springer Verlag, 2006; hoofdstuk 14.
4 Pessler F, Dai L, Diaz-Torne C, Gomez-Vaquero C, Paessler ME, Zheng DH, Einhorn E, Range U, Scanzello C, Schumacher HR. The synovitis of 'non-inflammatory' orthopaedic arthropathies: a quantitative histological and immunohistochemical analysis. Ann Rheum Dis 2008 Aug;67(8):1184-7.
5 Dupont JY. Synovial plicae of the knee. Controversies and review. Clin Sports Med 1997 Jan;16(1):87-122.

---

* *Resectie: operatieve, meestal partiële uitsnijding van weefsel. Bij volledige verwijdering gebruikt men meestal de term extirpatie of -ectomie.*

9 Mediale kniepijn, vooral in rust optredend, bij een 65-jarige vrouw

Koos van Nugteren

Al tien jaar had deze sportieve vrouw regelmatig pijn aan de mediale zijde van haar rechterknie. De pijn trad vooral op *nadat* zij enige tijd gelopen of gefietst had. Als zij na een lange wandeling rustig op een stoel zat, of de nacht erna in bed lag, ontstond er een zeurende pijn. Aangezien het haar bij haar dagelijkse bezigheden niet hinderde, besteedde ze er weinig aandacht aan. Als zij na tien jaar de huisarts bezoekt voor een ander probleem, brengt zij de kniepijn terloops ter sprake. De huisarts laat een röntgenfoto maken, maar deze toont geen afwijkingen. Vervolgens stuurt hij haar voor een diagnostisch consult naar de fysiotherapeut.

Status praesens

Patiënte heeft op het moment van het onderzoek in geringe mate pijn; zij heeft die dag enkele kilometers gewandeld, maar had geen pijn tijdens het wandelen.

Inspectie

Het looppatroon is normaal.

Bij nauwkeurige inspectie van de knieën zijn er enigszins uitpuilende bobbels aan weerszijden van de kniepees zichtbaar, mediaal meer dan lateraal; dit fenomeen doet zich bij beide knieën voor (*figuur 9-1 en 9-2*).

Algemene palpatie

De mediale zijde van de rechterknie voelt warm aan ten opzichte van de laterale zijde en ten opzichte van de niet-aangedane linkerknie.

Figuur 9-1
Bij nauwkeurige inspectie van de knieën zijn er enigszins uitpuilende bobbels zichtbaar aan weerszijden van de kniepees, mediaal meer dan lateraal.

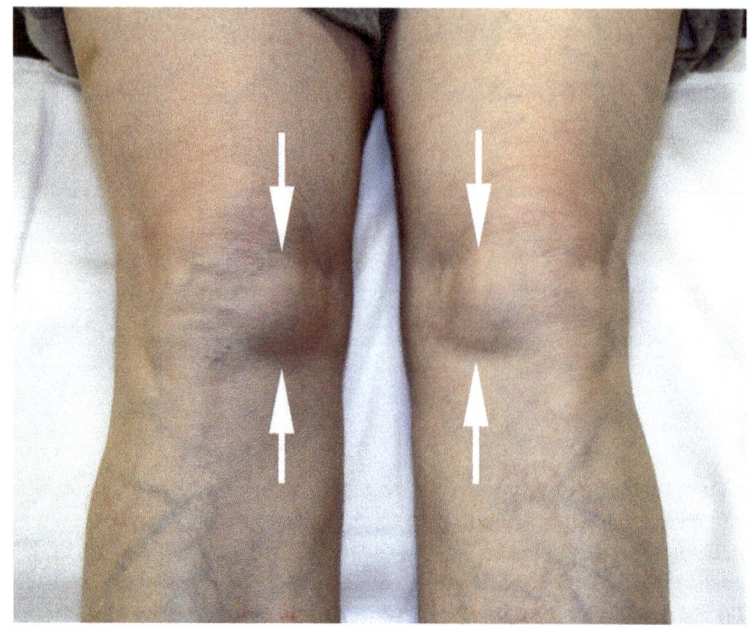

Figuur 9-2
Opvallende 'bobbels' mediaal van de kniepees.

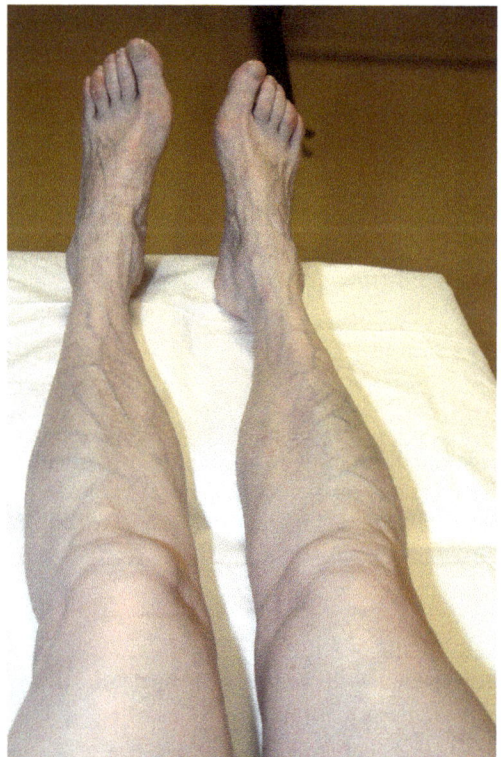

Functieonderzoek

- Hurken provoceert de pijn in geringe mate.
- Het passieve bewegingsonderzoek en de weerstandstests van knie en heup tonen geen afwijkingen.
- Specifieke meniscustests zoals de thessaly-test *(zie bijlage I)* zijn negatief.

Specifieke palpatie

- Er is drukpijn op de bij inspectie waargenomen bobbel, mediaal van de kniepees. Ook als in deze bobbel licht wordt geknepen ontstaat herkenbare pijn.
- Er is geen joint line tenderness.

Voorgaande bevindingen wijzen op een pijnlijk vetlichaam van Hoffa. Vermoedelijk gaat het hier om een 'hoffitis'.   *Interpretatie*

Toegevoegde test (zie bijlage I)

Terwijl patiënte op de behandelbank zit, wordt met beide duimen druk uitgeoefend op het vetlichaam van Hoffa. Vervolgens wordt het aangedane been passief gestrekt. Bij eindstandige extensie ontstaat herkenbare pijn.

Diagnose

Hoffitis

Bespreking

Het vetlichaam van Hoffa (corpus adiposum infrapatellare) werd het eerst beschreven door Albert Hoffa in 1904.[1,2] Het vetlichaam bevindt zich in de knie distaal van de patella, tussen de kniepees, het tibiaplateau en de femurcondylen. Het vult als het ware de ruimte tussen deze drie structuren *(figuur 9-3)*. Het bestaat uit fibreuze bindweefselstructuren die het tussenliggende vetweefsel ondersteunen. De diepe begrenzing van de vetmassa wordt gevormd door de *synoviale* membraan. De oppervlakkige begrenzing bestaat uit het *fibreuze* deel van het gewrichtskapsel, de membrana fibrosa. De membrana fibrosa en synovialis liggen hier dus niet tegen elkaar. Het vetlichaam van Hoffa wordt dan ook een *extra*synoviale en *intra*capsulaire structuur genoemd *(figuur 9-3)*.

Het vetlichaam wordt voorzien van talrijke bloedvaten die onderling vele verbindingen hebben (anastomosen). Dit behoedt het vetlichaam voor necrose ten gevolge van beschadigingen tijdens artroscopische ingrepen. Daar staat tegenover dat gemakkelijk een haemarthros kan ontstaan als

Figuur 9-3
Het vetlichaam van Hoffa vult de ruimte tussen patella, tibiaplateau en femurcondylen. Het betreft een extrasynoviale intracapsulaire structuur.

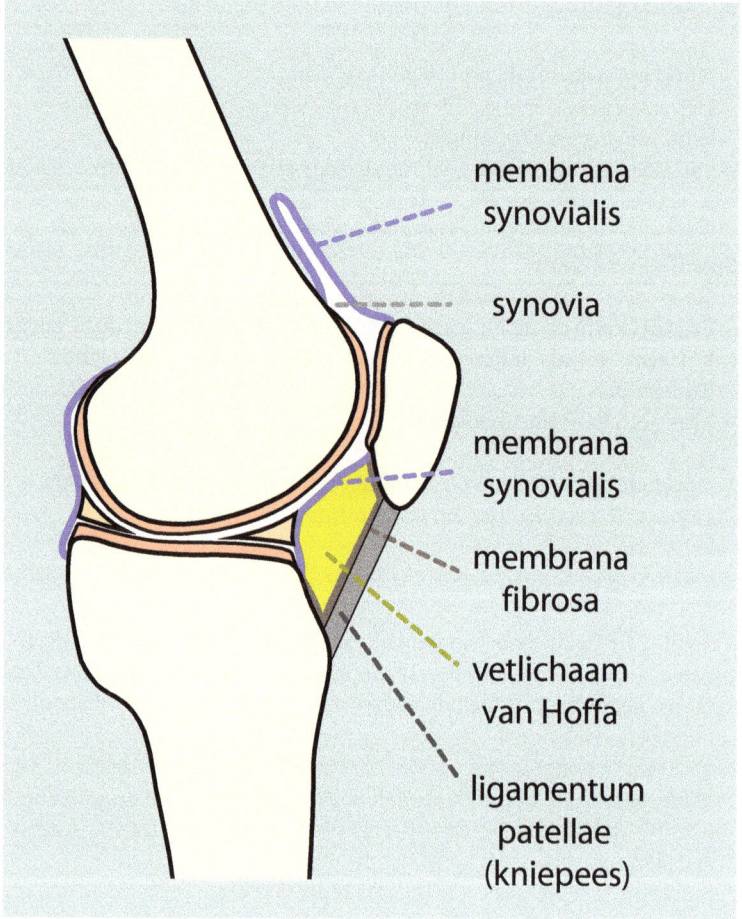

een bloeding binnen het vetlichaam zijn uitweg vindt naar het kniegewricht door een beschadigde membrana synovialis.[3]

Over de exacte functie van het vetlichaam bestaat nog onduidelijkheid. Het speelt in ieder geval een rol bij de voeding van de synoviale membraan en daarmee dus ook bij de productie van synovia. Het is niet duidelijk of het vetlichaam een rol speelt bij de absorptie van krachten in de knie.[2] Vermoedelijk speelt het een rol bij inflammatoire wondgenezingsprocessen van de knie. Het vetlichaam bevat namelijk grote aantallen fibroblasten, macrofagen, leukocyten en andere cellen die betrokken zijn bij inflammatie.[2]

Duidelijk is in ieder geval dat bij een artritis van de knie vaak ook het vetlichaam van Hoffa inflammatoire cellen bevat.

Hoffitis Men vermoedt dat hoffitis wordt veroorzaakt door impingement van delen van het vetlichaam tussen femur en patella, of tussen femur en tibia. Als de knie gestrekt is, heeft het vetlichaam relatief weinig ruimte. Daarom puilt een gezwollen vetlichaam van Hoffa aan weerszijden van de patellapees uit bij strekken van de knie. Eindstandige extensie hoeft niet altijd pijnlijk te zijn. De test voor een hoffitis wordt dan ook uitgevoerd door druk uit te oefenen op het vetlichaam *en tegelijk* eindstandig de knie te extenderen *(bijlage I)*.

Etiologie

Een hoffitis kan acuut ontstaan of door chronische irriatie.[4] In beide gevallen is er een pijnlijke zwelling ten gevolge van oedeem, hypertrofie, fibrose en/of inflammatie van het vetlichaam. De aandoening komt relatief vaak voor bij joggers en wandelaars.

Therapie

Ontstaat de aandoening als gevolg van een trauma, dan is vermindering van de sportactiviteiten gedurende enkele weken voldoende. Het vetlichaam herstelt snel doordat het zeer goed gevasculariseerd is.

Als de aandoening het gevolg van een ander knieprobleem is, dan moet men eerst de *primaire* aandoening behandelen: de hoffitis verdwijnt dan meestal vanzelf.

In alle gevallen wordt nagegaan of de knie zich in het dagelijks leven vaak in eindstandige extensie bevindt; dit kan immers een oorzakelijke factor zijn. Analyse van het looppatroon wordt dan ook aanbevolen. Eventueel kan men de patiënt aanraden met iets verhoogde hakken te lopen, omdat hyperextensie van de knie daarbij minder snel optreedt.

Verder kan de patiënt rekoefeningen doen van de hamstrings en m. rectus femoris.

Operatie

Alleen in ernstige therapieresistente gevallen kan men besluiten tot operatie. Goede resultaten worden beschreven van artroscopische behandeling van het vetlichaam, waarbij het aangedane deel wordt verwijderd.[4,5]

Literatuur

1 Hoffa A. The influence of the adipose tissue with regard to the pathology of the knee joint. Journal of the American medical Association 1904; 43:795-6.
2 Clockaerts S, Bastiaansen Jenniskens YM, Runhaar J, Van Osch GJ, Van Offel JF, Verhaar JA, De Clerck LS, Somville J. The infrapatellar fat pad should be considered as an active osteoarthritic joint tissue: a narrative review. Osteoarthritis Cartilage 2010 Apr 21.
3 Kohn D, Deiler S, Rudert M. Arterial blood supply of the infrapatellar fat pad. Anatomy and clinical consequences. Arch Orthop Trauma Surg 1995;114(2):72-5.
4 Magi M, Branca A, Bucca C, Langerame V. Hoffa disease. Ital J Orthop Traumatol 1991 Jun;17(2):211-6.

5 Kumar D, Alvand A, Beacon JP. Impingement of infrapatellar fat pad (Hoffa's disease): results of high-portal arthroscopic resection. Arthroscopy 2007 Nov; 23(11):1180-6.

10 Tijdens voetbal acuut optredende pijn en functieverlies van de knie, eerst linkszijdig en later ook rechtszijdig

Koos van Nugteren

Tijdens het nemen van een strafschop voelde een 'rechtsbenige' 15-jarige voetballer een pijnscheut in zijn linkerknie. Hij viel op de grond en moest, gesteund door twee teamgenoten het veld verlaten. De knie werd binnen tien minuten dik. Op de eerstehulpafdeling van het plaatselijke ziekenhuis vermoedde men een meniscusletsel. Er werd een spalk aangelegd om de knie rust te geven; dit werd gedaan om de zwelling te laten afnemen. Toen na twee weken de spalk werd verwijderd, resteerde een tamelijk goed functionerende knie. Hij kreeg fysiotherapie en twee maanden later stond hij weer op het voetbalveld.

In de maanden die volgden kon hij steeds zonder problemen de wedstrijd uitspelen. Het voetballen ging goed totdat hij tijdens een duel, bij het neerkomen na een sprong, opnieuw een felle pijnscheut voelde in de linkerknie en op de grond viel. Hij moest het veld op een brancard verlaten. Het vervolg was hetzelfde als de vorige keer; weer werd een spalk aangemeten en volgde een periode van fysiotherapie.

Toen hij bijna een jaar later voor de derde keer door de linkerknie zakte, vermoedde men op de eerstehulpafdeling een corpus liberum en er werden een röntgenfoto en MRI gemaakt. Op de röntgenfoto was inderdaad een corpus liberum te zien *(figuur 10-1)*. De MRI toonde een contusie van de laterale femurcondyl *(figuur 10-2)* met verdunning van het overliggende kraakbeen. Men besloot de knie artroscopisch te onderzoeken en het corpus liberum tijdens de artroscopie te verwijderen. Tijdens de kijkoperatie vond men gezonde menisci, goede kruisbanden en het corpus liberum was niet te vinden. Na weer een periode van fysiotherapie ging patiënt weer voetballen.
Een halfjaar ging het goed. Toen herhaalde hetzelfde fenomeen zich, *weer* tijdens een voetbalwedstrijd. Nu betrof het echter zijn *rechter*knie; er ontstond een hevige pijnscheut bij een duel met de tegenstander. Weer werd hij op een brancard van het voetbalveld gedragen.

Figuur 10-1
Op de röntgenfoto was een corpus liberum te zien.

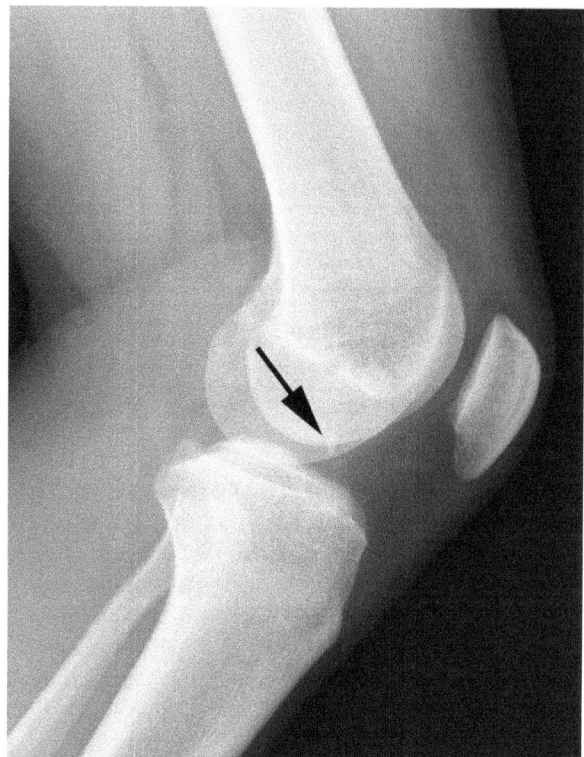

Figuur 10-2
De MRI toonde een contusie van de laterale femurcondyl en verdunning van het overliggende kraakbeen.

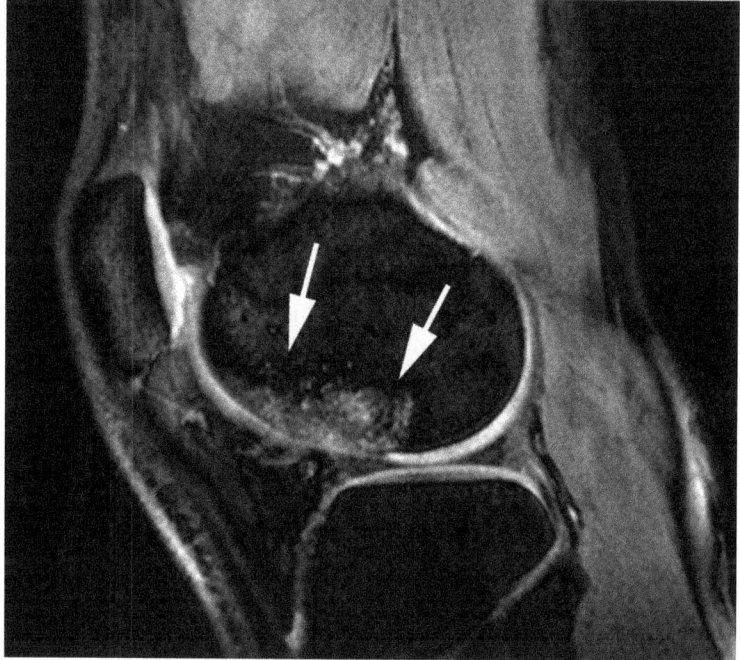

Op de Spoedeisende Hulp van het ziekenhuis werd patiënt gevraagd of de knieschijf ontwricht was geweest. Patiënt antwoordde ontkennend. Enkele ogenblikken later, bij het aanleggen van de spalk, schoot de knieschijf echter plotseling naar lateraal. Door de dienstdoend arts werd de patella manueel gereponeerd.

Enkele weken later volgde een uitgebreid klinisch en beeldvormend onderzoek van beide knieën bij de orthopeed.

Status praesens

Patiënt heeft nog lichte pijn tijdens trap aflopen.

Inspectie

De rechterknie is nog enigszins gezwollen. Er is sprake van een lichte hydrops. Nauwkeurige inspectie toont beiderzijds een patella alta.

Palpatie

De aangedane rechterknie is iets warmer dan de linkerknie.

Functieonderzoek

Er is rechtszijdig een eindstandige pijnlijke flexiebeperking. De rechterknie voelt dan strak aan.
   De apprehensiontest voor de patella (*bijlage I*) is duidelijk positief, rechts meer dan links.

Specifieke palpatie

Er is drukpijn aan de mediale zijde van de rechterpatella.

Klinisch onderzoek bevestigt het vermoeden van de eerstehulparts, namelijk dat er sprake is van een patellaire instabiliteit. Vrijwel zeker is er ook patellaire instabiliteit van de *linker*knie. Er is beiderzijds een patella alta en vermoedelijk is beiderzijds het mediale patellofemorale ligament gescheurd. Nader beeldvormend onderzoek is nodig om die factoren die verantwoordelijk zijn voor de instabiele patellae met zekerheid te bepalen.	**Interpretatie**

Aanvullend onderzoek

MRI *(figuur 10-3)* toont:
- afwezigheid (dysplasie) van een femorale groeve tussen de beide femurcondylen aan de anterieure zijde van de knie; de patella kan hierdoor niet goed sporen en zal gemakkelijk naar opzij (sub)luxeren. Het mediale patellofemorale ligament lijkt uitgelubberd of gescheurd;
- een geringe tilt* van de patella;
- beschadiging van het retropatellaire gewrichtsoppervlak;
- botoedeem in de laterale femurcondyl en aan de mediale zijde van de patella. Dit wijst op een mechanisch trauma van het bot (bone bruising) waarbij vocht en soms bloed in het beenmerg voorkomt. Dit wordt vaker gezien bij knieletsels en is reversibel.

Voorgaande bevindingen wijzen alle op een doorgemaakte patellaluxatie. Het mediale collaterale ligament is vermoedelijk gerupureerd. De menisci en kruisbanden zijn intact.

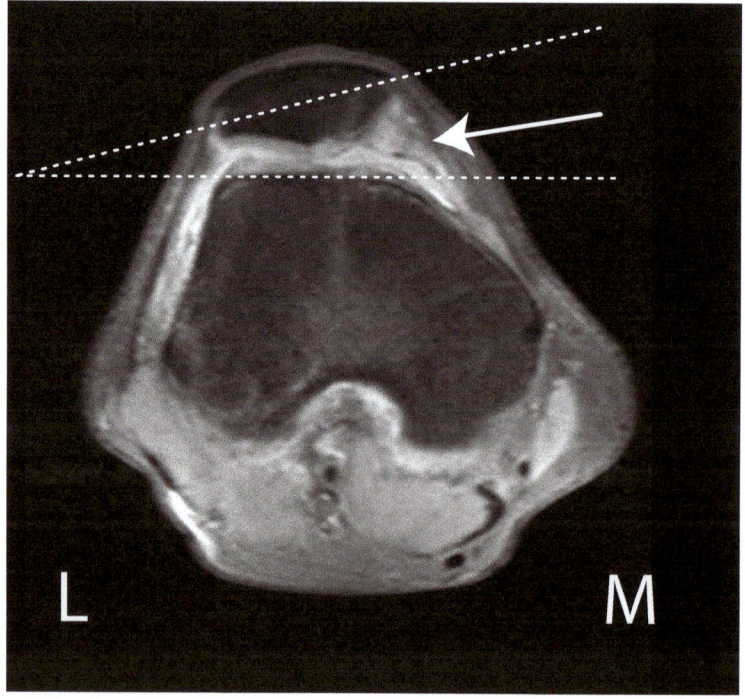

Figuur 10-3
MRI-opname van de rechterknie: axiale doorsnede. Op deze doorsnede is de patellofemorale groeve afwezig. De stippellijn toont een patella tilt. De pijl toont het beschadigde mediale patellofemorale ligament.

Diagnose

Patella-instabiliteit

* *Tilt = schuine stand, kanteling* (figuur 0-7).

Therapie

Patiënt wordt geopereerd aan de *rechter*knie. Het mediale patellofemorale ligament wordt tijdens de operatie gereconstrueerd met een autograft van de patellapees. Het patellofemorale ligament zorgt ervoor dat de patella op zijn plaats blijft zodra toch een lateraalwaartse afglijding dreigt.

Verder wordt de insertie van de m. quadriceps, de tuberositas tibiae, naar distaal en iets naar mediaal verplaatst. Hierdoor komt de patella meer naar distaal te liggen. De patella articuleert nu met het distale deel van het femur, waar zich een (diepere) groeve bevindt; luxatie wordt nu veel minder waarschijnlijk.

Na de operatie wordt het been gedurende zeven weken geïmmobiliseerd met een afneembare gipskoker. Dit is nodig om de – verplaatste – tuberositas tibiae, die alleen is gefixeerd met schroeven, goed te laten vastgroeien. De spalk is afneembaar om de patiënt de gelegenheid te geven de knie dagelijks voorzichtig te buigen. Dit is nodig om een al te grote flexiebeperking te voorkomen.

Na zeven weken immobilisatie resteert een flexiebeperking: flexie is dan mogelijk tot circa 90°. Patiënt krijgt intensieve fysiotherapie. Deze bestaat voornamelijk uit:
- mobiliserende oefeningen in verband met de flexiebeperking rechts;
- stimuleren van het genezingsproces; licht belaste duurtraining, zoals fietsen en wandelen, crosstraining en loopbandtraining, ook bergop;
- geleidelijk opbouwen van de belasting;
- krachttraining van de m. quadriceps, bij voorkeur in een gesloten keten. De training wordt zeer geleidelijk opgebouwd: eerst lichte kniebuigingen, daarna dieper. Vervolgens wordt de kniebuiging verzwaard met behulp van gewichten. Na een jaar is patiënt in staat om te squatten met 70 kg belasting;
- coördinatietraining.

Opvallend is het verschil tussen beide knieën; duidelijk is te zien dat de geopereerde rechterpatella lager staat en dieper in de femorale groeve van de knie ligt.

De nog *niet* geopereerde *linker*knieschijf vormt dus nog een risico als patiënt weer zou gaan voetballen. Men overweegt deze in een later stadium te opereren.

Patiënt besluit echter enkele maanden na de operatie niet meer te gaan voetballen. Hij hoopt hiermee een operatie aan de linkerknie te voorkomen. Sportspecifieke voetbaltraining hoeft dus bij deze patiënt niet te worden gegeven.

Follow-up

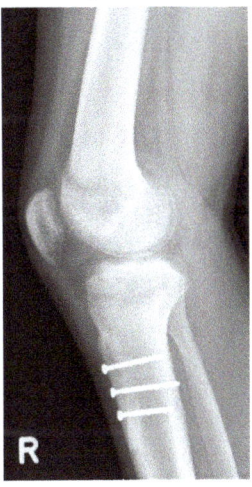

Figuur 10-4
Conventionele laterale röntgenfoto, twee maanden na de operatie.

Bespreking

Als iemand door de knie zakt, een hevige pijn voelt en daarbij op de grond valt, dan is de kans groot dat de patella is geluxeerd. Vaak schiet de patella na het luxeren direct weer terug, wat een betrouwbare diagnose lastig

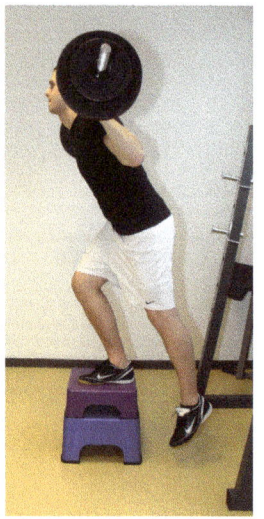

Figuur 10-5
Krachttraining van de m. quadriceps in een gesloten keten. Situatie bijna een jaar na de operatie.

Figuur 10-6
Opvallend is het verschil tussen beide knieën na de operatie; duidelijk is te zien dat de geopereerde rechterknieschijf lager staat dan die aan de heterolaterale zijde.

maakt. Alleen als de patella aan de laterale zijde geluxeerd blijft, zoals bij deze patiënt op de eerstehulpafdeling, is de diagnose gemakkelijk te stellen.

De kans dat een patella naar lateraal afglijdt, wordt bepaald door meerdere factoren. Het is de kunst voor een orthopedisch chirurg om te bepalen welke factor of factoren de oorzaak van het probleem zijn en dus behandeld moeten worden; dit moet bij iedere patiënt afzonderlijk worden bepaald. Nauwkeurig beeldvormend onderzoek is hiervoor noodzakelijk. Het operatief verplaatsen van een tuberositas tibiae moet men alleen te doen uitvoeren bij afwijkende anatomie.

Bij de hier beschreven patiënt werd het probleem verholpen door enkele potentiële risicofactoren te elimineren, te weten: de patellofemorale bandruptuur en de patella alta.

Een 'patella-instabiliteit' kan jarenlang latent aanwezig zijn. De instabiliteit wordt vaak pas symptomatisch tijdens het beoefenen van explosieve sporten zoals voetbal of basketbal. Iemand die geen of minder explosieve sporten bedrijft, hoeft nooit last te krijgen van deze 'aandoening'.

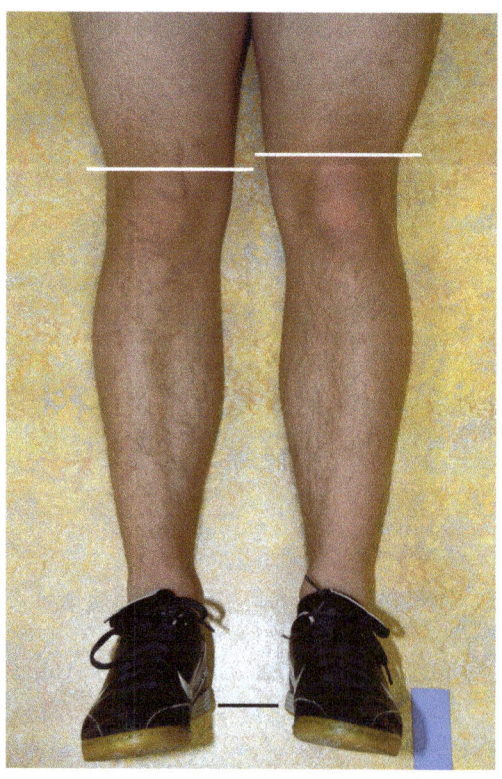

10a Addendum: patella-instabiliteit

Patty Joldersma

Inleiding

Patella-instabiliteit wordt gekenmerkt door een abnormale beweeglijkheid van de patella in de femorale groeve. Hierdoor ontstaat een onzeker gevoel in de knie en/of anterieure kniepijn. De ernst van de klachten wisselt sterk per patiënt. Zo kan sprake zijn van nauwelijks waarneembare subluxaties tot een volledig geluxeerde patella met zeer invaliderende symptomen. Patella-instabiliteit kan acuut ontstaan ten gevolge van een trauma of geleidelijk.[1] Het is een veel voorkomende oorzaak van anterieure kniepijn.[2]

De incidentie wordt geschat op 7 tot 49 per 100.000 personen[3] en is het hoogst in de leeftijdsgroep van 10 tot 17 jaar.[4,5] Vrouwen lopen daarbij het grootste risico.[6] Primaire patellaluxaties komen zelden voor bij personen ouder dan 30 jaar.

Incidentie

Patellaluxatie

Er bestaan in principe twee soorten patellaluxaties: de laterale en de mediale.

De laterale luxatie is de meest voorkomende patellaluxatie. Luxatie naar lateraal wordt geassocieerd met het niet goed sporen van de patella in de trochlea (malalignment).[6] Een acute, traumatische patellaluxatie heeft een kenmerkend ontstaansmechanisme, dat gelijk is aan dat van een voorstekruisbandletsel: de patiënt maakt een abrupte draaibeweging in de knie, waarbij het onderbeen op de grond staat terwijl het bovenbeen naar binnen draait; het femur 'endoroteert' dus op een gefixeerde en geëxoroteerde tibia. Het betreft dus in feite een exorotatie-valgustrauma (*figuur 10a-1*).

Laterale luxatie

De mediale luxatie is zeldzaam: deze ontstaat meestal als gevolg van een eerder uitgevoerde operatie aan het patellofemorale gewricht. Een mediale (sub)luxatie van de patella ontstaat bijvoorbeeld als een late complicatie

Mediale luxatie

van een onnodige of overdreven uitgevoerde *laterale* release, waarbij de laterale structuren worden doorgesneden.[6] Tevens wordt een mediale luxatie vaak geassocieerd met te strakke *mediale* structuren, bijvoorbeeld na het operatief inkorten van mediale structuren zoals bij een *medial reefing** of een vastus medialis obliquus advancement.**[6]

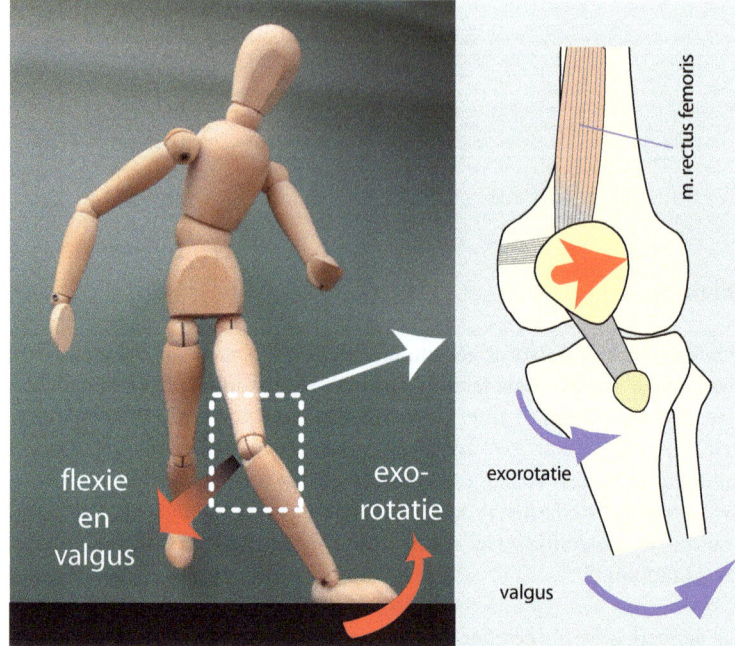

Figuur 10a-1
Ontstaansmechanisme van een voorstekruisbandruptuur of patellaluxatie: een exorotatie-valgustrauma.

Predisponerende factoren

Belangrijke risicofactoren voor het krijgen van patella-instabiliteit en luxaties zijn: trochleadysplasie, patella alta, tuberositas tibiae lateralisatie, patella tilt en insufficiëntie van het mediale patellofemorale ligament.[7]

Verder is er nog een aantal secundaire factoren die in mindere mate de stabiliteit van de patella beïnvloeden. Hiertoe behoren m. vastus medialis obliquusinsufficiëntie, te strakke laterale structuren, patelladysplasie, X-benen, hyperextensie van de knie, overmatige femorale anteversie/endorotatie, overmatige tibiale exorotatie, gegeneraliseerde ligamentaire laxiteit en overdreven voetpronatie.[8]

Gelet op het grote aantal predisponerende factoren is het voor te stellen dat het niet gemakkelijk is de juiste oorzaak (of oorzaken) te vinden.

---

* *Reefing: operatief inkorten van ligamentaire structuren.*
** *Vastus medialis obliquus advancement: de m. vastus medialis obliquus krijgt operatief een nieuwe aanhechting op de patella; hierbij komt de spier strakker te staan.*

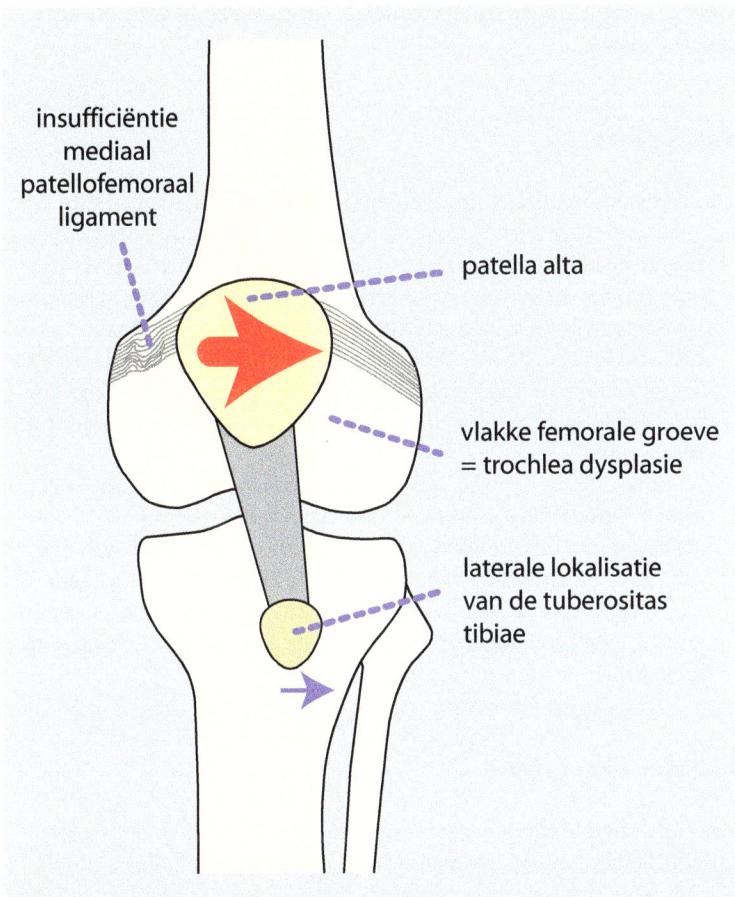

Figuur 10a-2
Enkele predisponerende factoren voor het krijgen van een patella-instabiliteit.

Symptomatologie

Patiënten met patella-instabiliteit hebben meestal pijn en/of een onzeker gevoel in de knie met een neiging 'er doorheen te zakken'. Dit betekent dus dat beide symptomen aanwezig kunnen zijn, maar ook is het mogelijk dat de patiënt pijn heeft zonder een gevoel van instabiliteit en omgekeerd.

De symptomen variëren van lichte belastingsafhankelijke pijnklachten tot ernstig invaliderende pijn en recidiverende patellaluxaties.[1] Pijn wordt meestal ervaren aan de voorzijde van de knie. Als het mediale patellofemorale ligament gescheurd is, kan ook de *mediale* zijde van de knie gevoelig en pijnlijk zijn.[1]

Trauma

Een traumatische patellaluxatie gaat meestal gepaard met een haemarthros,* een forse zwelling en hevige pijn. Het komt zelden voor (< 10%) dat de patiënt zich bij een arts presenteert met een geluxeerde patella.[1] Als dit

---

* *Heamarthros = gewrichtsbloeding.*

wel het geval is, zal de patella op de Spoedeisende Hulp gereponeerd moeten worden.

Complicaties

De volgende complicaties kunnen optreden na een patellaluxatie.
- *Kraakbeenletsel en osteochondrale fracturen.* In de literatuur loopt het percentage kraakbeenschade na een patellaluxatie uiteen van 68 tot 95.[1]
- *Recidiefluxatie.* Bekend is dat na een primaire luxatie 17% na verloop van tijd opnieuw luxeert en dat dit percentage na een tweede luxatie of meerdere luxaties 49 is.[1] Recidiefluxaties kunnen op zichzelf weer leiden tot verdere beschadiging van het kraakbeenoppervlak (osteochondrale letsels en artrose) en tot een vlakkere laterale femurcondyl (trochleadysplasie).
- *Artrose.* Bij 11% tot 22% van de conservatief behandelde patiënten met een primaire patellaluxatie ontstaat na verloop van tijd artrose.
- *Ruptuur van het mediale patellofemorale ligament.* De incidentie van een ruptuur of insufficiëntie van het mediale patellofemorale ligament blijkt zeer hoog te zijn na een patellaluxatie. In meer dan 94% van de traumatische patellaluxaties is het mediale patellofemorale ligament gescheurd.[1,9]

Inspectie en onderzoek

Een uitgebreid klinisch onderzoek is van belang omdat er veel factoren zijn die leiden tot malalignment van de patella en patella-instabiliteit.

Tijdens de inspectie en het klinisch onderzoek (*zie ook bijlage I*) wil men een indruk krijgen van de statiek, het alignement en bewegingspatroon van het patellofemorale gewricht, maar ook van de gehele onderste extremiteit. Een goede observatie in combinatie met het uitvoeren van diverse klinische tests is dus van belang. Bevindingen worden altijd vergeleken met de gezonde zijde.[10] *Bijlage I* geeft een overzicht van de meest toegepaste tests voor patella-instabiliteit.

Beeldvormende diagnostiek

Beeldvormend onderzoek speelt een belangrijke rol in de diagnostiek van patella-instabiliteit, omdat hiermee in veel gevallen de onderliggende pathologie achterhaald kan worden. Vaak zijn conventionele röntgenopnamen voldoende, omdat de meeste ossale afwijkingen die ten grondslag liggen aan de patella-instabiliteit hiermee kunnen worden gedetecteerd.[1] Een MRI of CT-scan kan bij sommige patiënten een toegevoegde waarde hebben.

Röntgenfoto

- Met een AP-opname kunnen osteochondrale fracturen en het varus-valgus alignement beoordeeld worden.
- Met een laterale opname worden een patella alta en trochleadysplasie gediagnosticeerd *(figuur 10a-3)*.
- Met een axiale opname *(merchant view)* kunnen patella tilt, de sulcushoek (trochleadysplasie) en osteochondrale fracturen opgemerkt worden.[4] Wel moet vermeld worden dat een groot deel van de osteochondrale fracturen gemist wordt op een röntgenfoto; de radiografische incidentie van osteochondrale fragmenten na een patellaluxatie is 5% tot 30%, terwijl de operatieve incidentie 30% tot 70% bedraagt.[10]

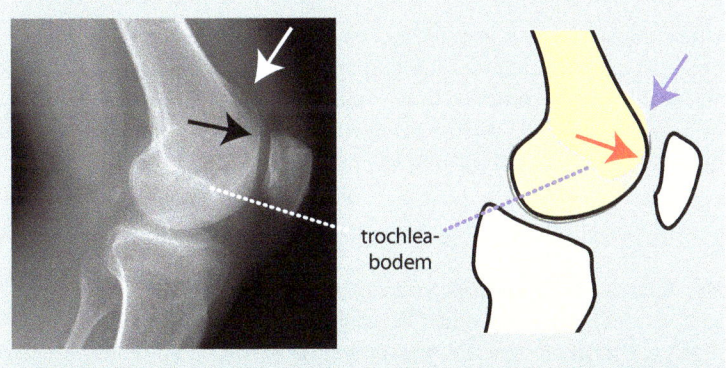

Figuur 10a-3
Deze laterale röntgenopname en tekening tonen het zogeheten 'crossing sign' (zwarte en rode pijl), een teken van trochleadysplasie. De trochleabodem is ter plaatse van de witte en blauwe pijl oppervlakkiger gelegen dan de femurcondylen.

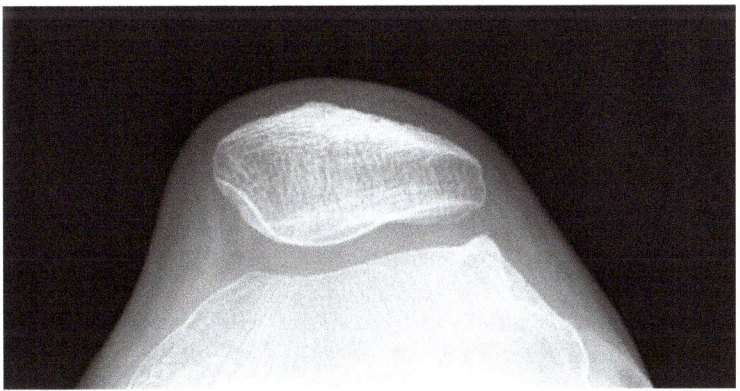

Figuur 10a-4
Deze axiale röntgenopname toont een trochleadysplasie. Deze vlakke trochlea is van het dejour-type B.

MRI

Een MRI is aangewezen om ligamentair letsel, kraakbeenletsel, meniscusletsel, de sulcushoek, tuberositaslateralisatie en osteochondrale fracturen vast te stellen. Hiermee kan men de klassieke 'kissing laesie' aantonen: dit is een botkneuzing van de laterale femurcondyl en het mediale facet van de patella.[3,10]

CT-scan

Met een CT-scan wordt een eventuele tuberositaslateralisatie, patella tilt, de sulcushoek en een trochleadysplasie vastgelegd.[10]]

Therapie

De behandeling van patella-instabiliteit is sterk afhankelijk van de ernst ervan. Enkele mogelijkheden zijn: spierversterking, immobilisatie gevolgd door spierversterking, een operatie of een combinatie van operatie, immobilisatie en spierversterking. Daarbij kan men de knie tapen ter ondersteuning van de oefentherapie.

Uiteraard is er in geval van recidiverende luxaties eerder de neiging te opereren dan bij patella-instabiliteit waarbij er alleen een gevoel van instabiliteit en subluxaties is. In dat laatste geval bestaat de therapie vooral uit oefentherapie met nadruk op spierversterkende oefeningen van de m. quadriceps, coördinatietraining en opbouw van de belastbaarheid.

Conservatief versus operatief

Het dilemma na een primaire (eerste) patellaluxatie is: moet men een conservatief beleid volgen met het risico op gewrichtsbeschadiging, of direct overgaan tot operatie, waarbij het risico bestaat op een infectie en andere risico's die iedere chirurgische ingreep met zich meebrengt?
Over het algemeen wordt de voorkeur gegeven aan conservatieve therapie na een *primaire* patellaluxatie.[3] Pas na meerdere recidieven, bij persisterende instabiliteitsklachten en bij osteochondraal fracturen waarvoor refixatie nodig is, besluit men gewoonlijk om te opereren.

Conservatieve therapie na luxatie

Het meest gebruikelijk is de knie na een luxatie van de patella vier tot zes weken te immobiliseren, gevolgd door fysiotherapie. De fysiotherapeutische behandeling richt zich voornamelijk op:
– herwinnen van de mobiliteit;
– versterken van de m. quadriceps;
– verbeteren van de propriocepsis;
– eventueel: het oprekken van de laterale structuren als deze verkort zijn.
Ter ondersteuning van de oefentherapie kan de patella naar mediaal getapet worden *(figuur 11-2A, B, C)*. Meestal wordt hiervoor de tapetechniek volgens McConnell gebruikt.
Bij (top)sporters wordt de belastbaarheid van het been geleidelijk opgebouwd. Hierbij horen meestal ook plyometrische oefeningen (sprongvormen). De patiënt moet tijdens het neerkomen na een sprong een exorotatie- en valgusstand van de knie vermijden, aangezien het risico op luxatie

dan vergroot is. Goede instructie hierover en het gebruik van een spiegel tijdens de oefeningen wordt dan ook aanbevolen.

Operatieve therapie

Chirurgisch ingrijpen wordt slechts overwogen in de volgende gevallen:
- bij chronische, recidiverende (aanhoudende) instabiliteit en luxaties;[1,3]
- bij osteochondrale fracturen van patella of laterale femurcondyl, vooral als deze leiden tot slotklachten;[1] indien mogelijk worden deze operatief weer gefixeerd;
- bij falen van de conservatieve therapie;
- bij atleten die op topniveau sporten en lijden aan een recidiverende patellaluxatie ofwel personen bij wie hoge eisen worden gesteld aan de stabiliteit van het patellofemorale gewricht.[3]

Wanneer conservatieve therapie faalt, zijn er talloze chirurgische opties beschikbaar om de stabiliteit van de patella te verbeteren. Er zijn meer dan honderd verschillende operaties beschreven voor de behandeling van patella-instabiliteit en patellaluxaties.[11] Dit heeft te maken met de vele oorzaken die eraan ten grondslag kunnen liggen. Tijdens de chirurgische behandeling wordt altijd gestreefd naar het herstellen van de congruentie en de normale anatomie van het patellofemorale gewricht en het corrigeren van het malalignment.[3,12]

Er worden drie typen chirurgische procedures beschreven bij patella-instabiliteit: een proximaal realignement, distaal realignement en trochleaplastiek *(tabel 10a-1)*

Proximale realignement-procedures

Proximale realignement-procedures: hierbij worden structuren aan de mediale zijde van de patella (mediaal patellofemoraal ligament, m. vastus medialis obliquus) hersteld of ingekort. Ook is mogelijk dat structuren aan de laterale zijde worden losgemaakt.

Distale realignement-procedures

Distale realignement-procedures: het doel van distale realignement-procedures is het veranderen van de positie van de patella door het verplaatsen van de aanhechtingsplaats van de patellapees: de tuberositas tibiae.
- In het geval van een patella alta kan een distalisatie van de tuberositas tibiae worden uitgevoerd waarbij de tuberositas tibiae naar een lagere positie op het onderbeen wordt verplaatst *(figuur 10a-5 en 10-4)*.
- Als patella-instabiliteit ontstaat omdat de tuberositas tibiae te ver naar lateraal gepositioneerd is op het onderbeen, valt een medialisatie van de tuberositas tibiae te overwegen.
- Door de tuberositas tibiae naar voren op het onderbeen te verplaatsen (anterieure tuberositas transfer), kan het patellofemorale gewricht ontlast worden.

Meestal wordt een combinatie van de hiervoor besproken tuberositas transposities uitgevoerd.

Trochleaplastiek

Een trochleaplastiek wordt toegepast bij personen met ernstige trochleadysplasie. Hierbij wordt een wigje (autograft uit het bekken) onder de laterale trochlearand aangebracht, zodat de femorale groeve dieper wordt en de patella beter op zijn plaats blijft. Dit wordt ook wel een wigosteo-

Tabel 10a-1 Overzicht van de meest bekende chirurgische ingrepen bij patella-instabiliteit		
chirurgische ingreep	*indicatie*	*soort procedure*
MPFL-herstel / reconstructie	MPFL-laesie	proximaal realignement
medial reefing / imbrication / plication*	overdreven patella tilt ten gevolge van te lax MPFL	proximaal realignement
VMO advancement	VMO-dysplasie / overdreven patella tilt ten gevolge van te lax MPFL	proximaal realignement
laterale release	overdreven patella tilt ten gevolge van te strakke laterale structuren	proximaal realignement
tuberositas transfer: distalisatie	patella alta	distaal realignement
tuberositas transfer: medialisatie	tuberositaslateralisatie	distaal realignement
trochleaplastiek / trochleaosteotomie	trochleadysplasie	

MPFL = mediale patellofemorale ligament; VMO = vastus medialis obliquus.
* Technieken om het MPFL in te korten.

Figuur 10a-5
Als er sprake is van een patella alta, kan een distalisatie van de tuberositas tibiae worden uitgevoerd waarbij de tuberositas tibiae naar een lagere positie op het onderbeen wordt verplaatst.

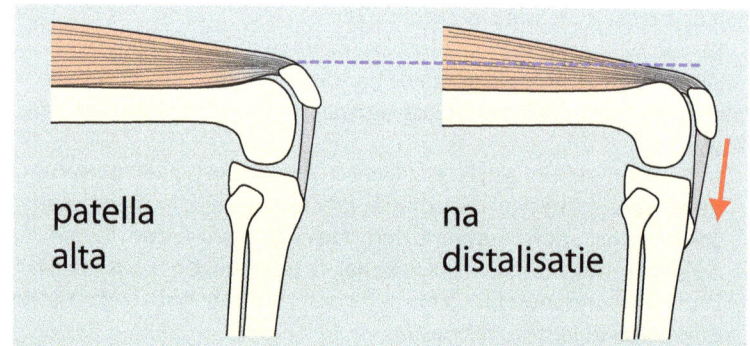

tomie genoemd *(figuur 10a-7)*. Kraakbeenbeschadiging is echter een belangrijke complicatie bij deze ingreep. Vanwege het gebrek aan langetermijnresultaten van deze procedure en vanwege het grote risico op gewrichtsschade en subchondraal letsel van de trochlea, door veranderingen in de contactdruk, wordt deze ingreep steeds minder vaak uitgevoerd.[3]

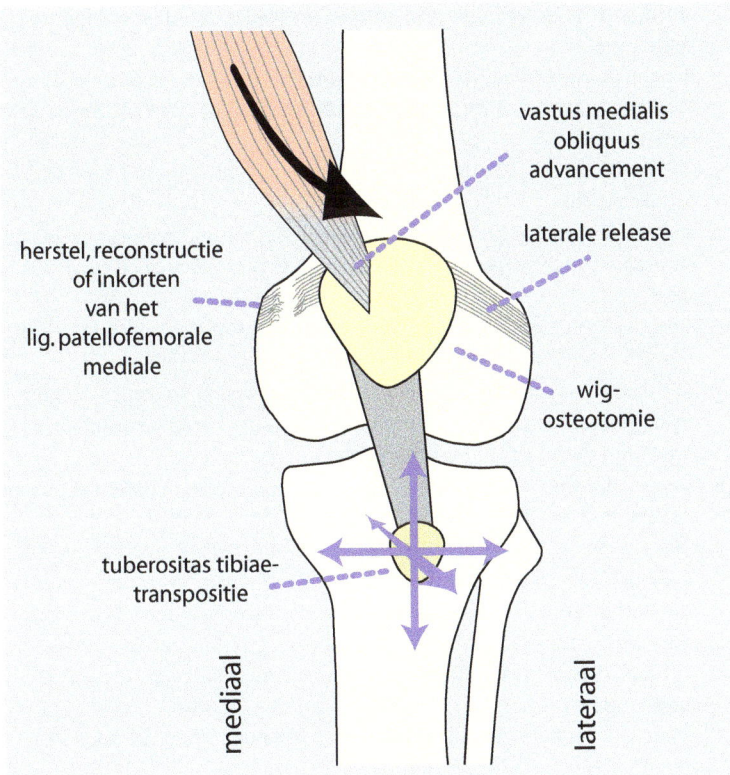

Figuur 10a-6
Enkele operatietechnieken ter verbetering van de patellofemorale stabiliteit.

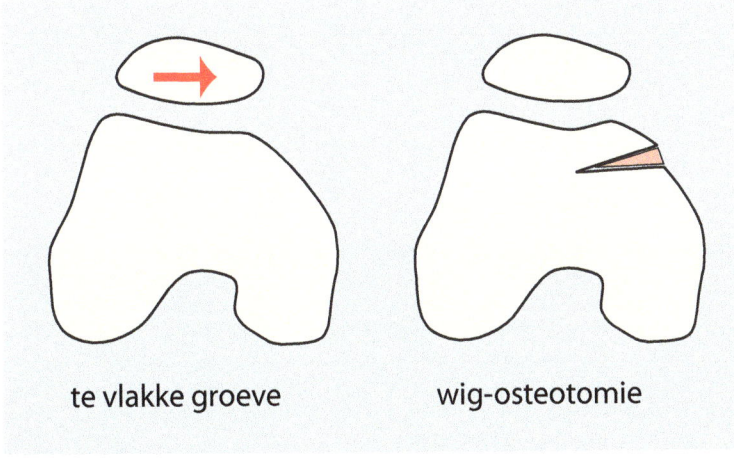

Figuur 10a-7
Een wigosteotomie zorgt voor ophoging van de laterale trochleawand, zodat de patella minder gemakkelijk naar lateraal kan afglijden.

Literatuur

1 Koëter Sander. Patellar instability, diagnosis and treatment. Proefschrift. Nijmegen: Printpartners Ipskamp, 2007.
2 Kantaras A, Selby D, Darren L, Johnson D. History and physical examination

of the patellofemoral joint with patellar instability. Sports Medicine 2001; 9(3):129-33.
3   Redziniak DE, Diduch DR, Mihalko WM, Fulkerson JP, Novicoff WM, Sheibani-Rad S, Saleh KJ. Patellar instability. J Bone Joint Surg Am 2009 Sep;91(9):2264-75.
4   Colvin AC, West RV. Patellar instability. J Bone Joint Surg Am 2008 Dec; 90(12):2751-62.
5   Stein B, Ahmad C. The management of patellar instability in the skeletally immature patient. Operative Techniques in Orthopaedics 2007 Oct;17(4): 250-6.
6   Fithian DC, Paxton EW, Stone ML, et al. Epidemiology and natural history of acute patellar dislocation. Am J Sports Med 2004;32(5):1114-21.
7   Vainionpää S, Laasonen E, Silvennoinen T, Vasenius J, Rokkanen P. Acute dislocation of the patella. A prospective review of operative treatment. J Bone Joint Surg Br 1990 May;72(3):366-9.
8   Naotaka S, Zong-Ping L, James A, Kai-Nan A. The effects of tibial rotation on patellar position. The Knee 1994;1:133-8.
9   Elias DA, White LM, Fithian DC. Acute lateral patellar dislocation at MR imaging: injury patterns of medial patellar soft-tissue restraints and osteochondral injuries of the inferomedial patella. Radiology 2002 Dec;225(3): 736-43.
10 White BJ, Sherman OH. Patellofemoral instability. Bull NYU Hosp Jt Dis 2009;67(1):22-9.
11 Colvin AC, West RV. Patellar instability. J Bone Joint Surg Am 2008 Dec; 90(12):2751-62.
12 Teitge RA. Osteotomy in the treatment of patellofemoral instability. Techniques in knee surgery 2006 March;5(1):2-18.

11 Een 28-jarige vrouw met al ruim acht jaar bestaande anterieure kniepijn, ernstig toegenomen na een mediale transpositie van de tuberositas tibiae

Marc Martens

Op 20-jarige leeftijd ontstond bij een sportieve vrouw anterieure kniepijn. De pijn trad vooral op tijdens en na sportbeoefening. Fysiotherapie in de vorm van rekoefeningen en spierversterking van de m. quadriceps hielp steeds kortdurend.

Vooral trap op- en aflopen was pijnlijk. Ook lang met gebogen knieën zitten was pijnlijk. Er was nooit sprake van blokkeren, doorzakken, kraken of zwellen van de knie.

Daar patiënte bleef klagen, werd zij – inmiddels twee jaar geleden – doorverwezen naar een orthopedisch chirurg. Deze constateerde een abnormaal sporende patella en besloot de tuberositas naar mediaal te verplaatsen. Na deze ingreep namen de klachten progressief toe.

Status praesens

De pijn is nog altijd gelokaliseerd aan de voorzijde van de rechterknie, meer specifiek ter hoogte van de patellapees. Sportbeoefening is sinds de operatie volledig onmogelijk. Hurken kan niet meer en traplopen, zowel op als af, is zeer pijnlijk.

Inspectie

De knie vertoont een groot litteken over een lengte van 15 cm aan de voorzijde. De patella staat aan de aangedane knie duidelijk lager (patella baja). Tevens is er ernstige atrofie van de m. quadriceps.

Palpatie

De gehele patellapees is zeer drukpijnlijk en voelt ook verhard aan. De lokale huidtemperatuur is normaal.

Functieonderzoek

Monopodaal door de knie zakken is pijnlijk; tijdens deze test is er duidelijk patellofemorale crepitatie voelbaar. De flexie is zowel actief als passief beperkt en pijnlijk. Passief bedraagt de beperking ongeveer 20°. Het verdere functieonderzoek vertoont geen bijzonderheden.

Aanvullend onderzoek

Conventioneel röntgenonderzoek toont duidelijk de patella baja en tevens een vermindering van de afstand tussen patella en femur (*figuur 11-1*).

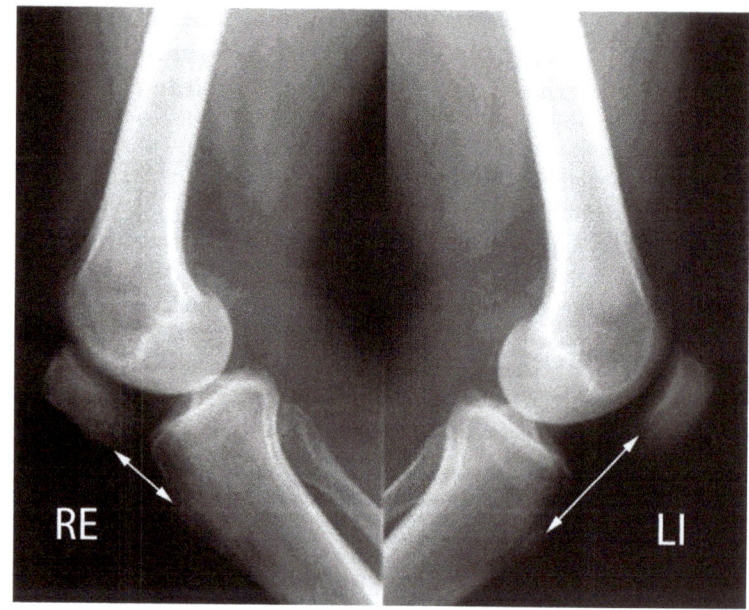

Figuur 11-1
Conventionele röntgenopname toont duidelijk een patella baja van de rechterknie en vermindering van de patellofemorale afstand. De afstand van de apex patellae tot de tuberositas tibiae is aanzienlijk verminderd.

Diagnose

Iatrogene patella baja ten gevolge van een medialisering van de tuberositas tibiae

Therapie

Patiënte wordt uitleg gegeven over haar probleem: door een nieuwe operatie zullen de klachten zeker niet verminderen. Helaas zal zij deze situatie moeten accepteren en zal de behandeling vooral symptomatisch zijn.

Bespreking

De meeste aandoeningen die bij meisjes en jonge vrouwen anterieure kniepijn kunnen veroorzaken, zoals de verschillende vormen van malalignment, patellofemorale instabiliteit en kraakbeenproblemen, moet men met grote (chirurgische) terughoudendheid benaderen. Meestal betreft het een aandoening waarvan de exacte etiologie nog altijd onbekend is, maar waaraan vele meisjes wereldwijd lijden, het 'young girls knee syndrome' ofwel het 'patellofemoraal pijnsyndroom'. De benaming van de aandoening zegt niets over de exacte oorzaak van het probleem. Operatief ingrijpen veroorzaakt vaak alleen maar meer klachten, waarbij geldt: hoe agressiever de ingreep, hoe meer klachten er zullen ontstaan. Een goed voorbeeld hiervan is de mediale transpositie van de tuberositas tibiae. Tijdens deze operatie wordt het vetlichaam van Hoffa losgemaakt van de patellapees. Het gevolg hiervan is fibrosering van de pees, omdat zo de doorbloeding, die vooral plaatsvindt vanuit het vetlichaam, verstoord wordt. Door de verminderde vascularisatie en de fibrosering wordt de patellapees korter, er ontstaat zo een patella baja.

De laagstaande patella is, in tegenstelling tot de hoogstaande (patella alta) altijd iatrogeen. Op lange termijn ontstaat in vele gevallen patellofemorale artrose, omdat de patellofemorale druk door de te korte pees toeneemt. Een goede oplossing voor dit iatrogene probleem bestaat helaas (nog) niet.

# 11a Addendum: het patellofemorale pijnsyndroom

Koos van Nugteren

Inleiding

De term 'patellofemorale pijnsyndroom' is geen diagnose maar een symptoombeschrijving:[1] de term geeft aan dat sprake is van kniepijn waar het patellofemorale gewricht bij betrokken is. Wát er *exact* mis is met het patellofemorale gewricht, is dus niet duidelijk. Vaak wordt aangenomen dat de pijn veroorzaakt wordt door het verkeerd sporen van de patella in de patellofemorale groeve. Harde bewijzen hiervoor ontbreken echter.[2] De term wordt dus eigenlijk gebruikt voor die gevallen van anterieure kniepijn waarbij geen duidelijke oorzaak voor het probleem wordt gevonden. De 'diagnose' moet met enige terughoudendheid worden gesteld; als men tegen een patiënt met anterieure kniepijn zegt dat hij of zij lijdt aan een patellofemoraal pijnsyndroom, dan is dat dus eigenlijk: 'U hebt anterieure kniepijn en ik weet niet waardoor het wordt veroorzaakt.'

Andere benamingen die gebruikt worden voor het patellofemoraal pijnsyndroom zijn: 'retropatellaire chondropathie', 'chondromalacia patellae', malalignment patellae, internal derangement, patellofemoraal disfunctiesyndroom en 'young girls knee syndrome' *(zie vorige casus)*. De meeste termen suggereren ten onrechte een bepaalde oorzaak van de kniepijn. De term young girls knee syndrome is eigenlijk nog het meest in overeenstemming met de waarheid, tenminste als het een jonge vrouw betreft.

Onverklaarde anterieure kniepijn komt veel voor en moet dus als een serieus probleem worden beschouwd. Het patellofemorale pijnsyndroom behoort tot de meest frequent voorkomende klinische 'aandoeningen' binnen de orthopedische geneeskunde en sportgeneeskunde. Vooral jonge vrouwen hebben vaak onverklaarde anterieure kniepijn.[3] De vraag is natuurlijk: hoe herkent men deze 'aandoening' en hoe moeten de pijnklachten worden behandeld?

Etiologie

In de loop der jaren zijn er vele theorieën ontstaan over de mogelijke oorzaak van het patellofemorale pijnsyndroom. De twee belangrijkste zijn die van de *chondropathie* ofwel kraakbeenpathologie, en die van de *malalignment*: de patella is slecht 'uitgelijnd' met de rest van het been.

Chondromalacia patellae

Chondromalacia patellae:* deze term suggereert kraakbeenpathologie. Kraakbeen wordt echter niet geïnnerveerd en kan zelf geen pijn veroorzaken. In geval van echt kraakbeen*letsel* kan het subchondrale bot worden geprikkeld, waardoor pijn ontstaat. De diagnose hoort dan te zijn: kraakbeenletsel en dus niet chondromalacia patellae. Lokale kraakbeenletsels kunnen artroscopisch op verschillende manieren worden behandeld.

malalignment

De term malalignment** suggereert dat de anterieure kniepijn wordt veroorzaakt door een slecht 'uitgelijnde' patella. Dit wordt meestal gemeten met de zogeheten quadricepshoek ofwel Q-hoek (*figuur 11a-1*). De validiteit en betrouwbaarheid van deze hoekmeting is echter vrij gering, onder meer omdat niet iedereen de meting op dezelfde manier uitvoert.[4]

Veel patiënten met het patellofemoraal pijnsyndroom hebben echter een goed uitgelijnde en goed sporende patella. Kennelijk is het slecht sporen van de patella geen voorwaarde om klachten te ontwikkelen.[5] Als bij een patiënt met anterieure kniepijn toevallig wel een afwijking wordt gevonden in de alignement (uitlijning of centrering) van de patella dan moet men dus zeer terughoudend zijn met het operatief corrigeren van deze 'afwijking'. Het risico bestaat immers dat men iets opereert wat niets te maken heeft met de gepresenteerde klacht. Vaak is sprake van een eenzijdig patellofemoraal pijnsyndroom terwijl beide patellae op exact dezelfde manier zijn uitgelijnd. Chirurgie kan in dergelijke gevallen gemakkelijk een iatrogene malalignement *veroorzaken*, zodat de preoperatieve symptomen juist toenemen.

Terminologie: alignement

Er zijn twee vormen van patella alignement:
– de positie van de patella ten opzichte van het femur;
– de positie van het patellofemorale gewricht ten opzichte van het sacrum (lichaamszwaartepunt) en de voet (de grond).

Verschillende anatomische variaties en afwijkingen (mal-alignement ofwel malalignement) zijn mogelijk. De volgende zijn hiervan de belangrijkste.

Patella ten opzichte van femur:
– patella alta en baja;

---

*   *Chondromalacia: chondros = kraakbeen; malacia = verweking.*
** *Malalignement: eigenlijk mal-alignement ofwel 'slecht uitgelijnde' patella: door een abnormale anatomische positie glijdt de patella niet perfect door de femorale groeve tijdens flexie en extensie.*

- een mediale en laterale shift van de patella;
- een patella tilt;
- een patella die niet diep genoeg in de femorale groeve ligt (bij een te ondiepe femorale groeve).

Patellofemorale gewricht ten opzichte van sacrum en voet:
- varus- of valgusstand van de knie;
- de hoogte van het patellofemorale gewricht kan variëren;
- de hoogte van de tuberositas tibiae kan variëren;
- de tuberositas tibiae (en dus de insertie van de m. quadriceps) kan zich te ver naar mediaal of lateraal bevinden;
- door torsie in het femur kan de knie naar mediaal of naar lateraal 'wijzen'.

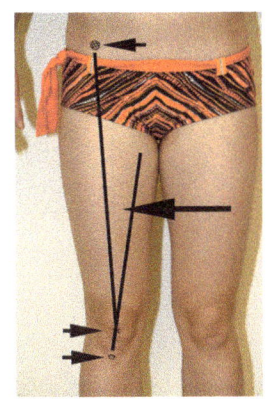

Figuur 11a-1
De quadricepshoek (grote pijl) is de hoek tussen:
- een lijn die getrokken wordt tussen spina iliaca anterior superior en het centrum van de patella;
- een lijn die getrokken wordt tussen het centrum van de patella en de aanhechting van de kniepees op de tuberositas tibiae.
De hoek wordt gemeten in stand of in ruglig met behulp van een goniometer.
De gemiddelde quadricepshoek bedraagt bij mannen circa 12° en bij vrouwen 15°.

Thomeé et al. (1995)[5] vergeleken twee onderzoeksgroepen met elkaar: 40 vrouwen met het patellofemorale pijnsyndroom en 20 gezonde vrouwen. Er kon geen verschil worden gevonden in de 'uitlijning' van de onderste extremiteit: de quadricepshoek bleek in beide groepen gemiddeld hetzelfde te zijn. Ook op röntgenfoto's werd geen verschil gevonden in de stand van de patella ten opzichte van de omgeving. Wel was er een duidelijke relatie tussen de mate van pijn en de mate van fysieke activiteit van de onderzochte personen. Personen die meer actief waren in sport en zwaardere belastingen ondergingen, bleken meer pijn te hebben. De onderzoekers concluderen dat patellofemorale pijn vermoedelijk eerder een gevolg is van een chronische overbelasting van het patellofemorale gewricht dan van malalignement.

Overbelasting van gezonde structuren

Nu men het concept van chondromalacie en malalignement ernstig betwijfelt, komen er nieuwe theorieën: één ervan is de zogeheten weefselhomeostasistheorie. Uitgangspunt hier is overbelasting van in principe gezond weefsel.[6] Anatomische variaties van patella, femur en weke delen spelen hierbij een ondergeschikte rol. Als gezond weefsel chronisch te zwaar wordt belast, ontstaat vanzelf irritatie met inflammatie en pijn in overbelaste structuren. Het type weefsel kan in principe van alles zijn: gewrichtskapsel, bot (hoge intraossale druk), het vetlichaam van Hoffa, ligamenten, enzovoort.[31] Er is daarbij weliswaar sprake van irritatie van het weefsel, maar macroscopische letsels ontbreken. Factoren die hierbij een rol spelen zijn propriocepsis, fysiologische factoren binnen het weefsel (is het sterk of zwak weefsel) en mogelijk ook anatomische factoren. Het advies is sportactiviteiten die pijn provoceren drie tot zes maanden te vermijden alvorens de belasting weer op te bouwen.[32] Niet altijd blijkt dit afdoende te zijn. Om onduidelijke redenen kan een patellofemoraal pijnsyndroom jaren achtereen blijven bestaan.

Symptomatologie

De symptomen van het patellofemorale pijnsyndroom komen bij de meeste patiënten min of meer overeen:
- Diffuse anterieure kniepijn, rond of achter de patella; pijn treedt voornamelijk op bij drukverhogende belastingen van het patellofemorale gewricht, bijvoorbeeld berg aflopen, trap aflopen, springen, hardlopen, hurken, lang zitten met gebogen knieën (theaterknieën) en fietsen tegen hoge weerstand, zoals tegen de wind in, op een laag zadel en/of in een te hoge versnelling.
- Soms is er lichte hydrops, crepitaties of pseudoslotklachten.
- Klachten treden vooral op bij sportieve jongvolwassen, meer bij vrouwen dan bij mannen.
- Functieonderzoek en beeldvorming sluiten andere vormen van pathologie uit.
- Hypotrofie of krachtsvermindering van de gehele m. quadriceps is een frequente bevinding bij het patellofemorale pijnsyndroom.[7,12]

> Enkele onderzoeken hebben een vertraagde reactie aangetoond van de m. vastus medialis obliquus ten opzichte van de m. vastus lateralis bij aanspanning van de m. quadriceps. Dit fenomeen werd gevonden bij elektromyografisch onderzoek.
>
> De oorzaak hiervan is onbekend. De vertraagde reactie bestaat waarschijnlijk al voordat klachten optreden;[8] vermoedelijk is de 'uitgestelde' contractie dus een risicofactor voor het ontstaan van patellofemorale pijn.
>
> Er zijn echter ook onderzoeken die het hiervoor beschreven fenomeen niet kunnen bevestigen: Powers et al. (1996)[9] vonden geen verschil in de timing van m. vastus medialis obliquus en m. vastus lateralis tijdens wandelen, traplopen of lopen op een helling.

Patellofemorale instabiliteit

Men moet onderscheid maken tussen het patellofemoraal *pijnsyndroom* en patellofemorale *instabiliteit*. In het laatste geval is sprake van frequent recidiverende patella(sub)luxaties: de patiënt zakt regelmatig door de knie. In ernstige gevallen valt de patiënt daarbij ook op de grond. In veel gevallen schiet de geluxeerde patella direct weer terug in de patellofemorale groeve; dan is het lastig een betrouwbare diagnose te stellen. Kenmerkend voor de patellofemorale instabiliteit is een verhaal met diverse traumata en meestal ook klinisch objectieve symptomen zoals hydrops en verschijnselen van inflammatie in de dagen na een trauma. Anterieure kniepijn als gevolg van patella-instabiliteit wordt vooral gevoeld in de dagen of weken na een luxatie.

Patellofemorale *instabiliteit* heeft in tegenstelling tot het patellofemorale *pijnsyndroom* een duidelijk biomechanische oorzaak. De instabiliteit kan berusten op een aanlegstoornis van het patellofemorale gewricht of op een beschadiging van anatomisch stabiliserende structuren door een traumatische patellaluxatie[1,10] (*zie hoofdstuk 10a*). Beide zijn door middel van beeldvorming zichtbaar te maken. Anders dan bij het patellofemorale pijnsyndroom wordt patellofemorale instabiliteit vaak *wel* succesvol geopereerd. Essentieel hierbij is exact te achterhalen welke factor of factoren de instabiliteit veroorzaken. Alleen die factoren moet men chirurgisch behandelen.

Conservatieve therapie bij het patellofemorale pijnsyndroom

Er is zeer veel gepubliceerd op het gebied van het patellofemorale pijnsyndroom. Conclusies van de onderzoeken zijn vaak twijfelachtig of tegenstrijdig met elkaar, wat het moeilijk maakt een goede evidence-based therapie op te stellen. Ook de kwaliteit van reviews met betrekking tot conservatieve behandelmethoden is niet altijd erg hoog.[11] Een actief beleid met nadruk op versterking van de m. quadriceps, geleidelijk opgebouwd en binnen de pijngrens, lijkt nog het meest effect op te leveren.

Krachttraining van de m. quadriceps blijkt een gunstig effect te hebben op de mate van pijn en op de functie van de knie bij patiënten met het patellofemorale pijnsyndroom.[12,20,26] De gesloten ketenoefening lijkt vooral op korte termijn een iets gunstiger effect te hebben dan de open ketenoefening, maar de verschillen zijn niet groot.[13] Op lange termijn is dit verschil verdwenen.

De vraag is hoe het beste getraind kan worden. Zo is er de keuze uit open ketenoefeningen, gesloten ketenoefeningen of beide. Daarbij kan men overwegen om (ook) excentrisch te trainen:[20] bij excentrisch trainen is er *meer* spierkracht te genereren en aldus zijn spieren sneller (of gemakkelijker) te versterken. Een concrete functionele mogelijkheid hiertoe is het *afstappen* van een verhoging.
   Selectieve training van de m. vastus medialis obliquus blijkt niet mogelijk te zijn: bij iedere quadricepsoefening contraheert deze in zijn geheel.[14,15,16] Het blijkt niet mogelijk een geïsoleerde contractie van de m. vastus medialis obliquus te bewerkstelligen.

Aangeraden wordt om de oefeningen zodanig te doseren dat er geen pijn optreedt.[29]

In *bijlage V* wordt een concreet oefenprogramma beschreven voor patiënten met een patellofemoraal pijnsyndroom; het oefenprogramma is onder andere gebaseerd op de voorgaande publicatie. Daarbij wordt rekening gehouden met de hoogte van de patellofemorale druk; grote patellofemorale druk kan immers juist pijn oproepen.

Witvrouw et al. (2000)[13] vergeleken de effecten van open ketenoefeningen met gesloten ketenoefeningen bij twee patiëntengroepen met het patellofemorale pijnsyndroom. Beide groepen gingen erop vooruit. De patiëntengroep die gesloten ketenoefeningen deed, ging er op korte termijn iets meer op vooruit dan de controlegroep. Op lange termijn (vijf jaar) was dit verschil niet meer aanwezig;[17] op lange termijn leek zelfs de open ketenoefening iets meer resultaat op te leveren. De conclusie luidt dus dat beide typen oefeningen gebruikt kunnen worden.

Tapen

In 1986 introduceerde een Australische fysiotherapeut, Jenny McConnell, een behandelprogramma voor patiënten met het patellofemorale pijnsyndroom.[19] De gedachte hierachter was dat de aandoening werd veroorzaakt door het verkeerd sporen van de patella; vooral instabiliteit naar lateraal en een patella tilt zouden de onderliggende oorzaken zijn. Na degelijk onderzoek van de positie van de patella werd eerst de stand gecorrigeerd met tape alvorens te gaan oefenen. Doel van het tapen was dus meestal het centraliseren van een te lateraal afglijdende patella. Door de tape werd de patella in de femorale groeve getrokken. Verder zou tapen de m. vastus medialis obliquus kunnen activeren.

De vraag is echter of het patellofemorale pijnsyndroom wordt veroorzaakt door het verkeerd sporen van de patella; voor een deel van de patiënten zou dit het geval kunnen zijn. De huidige gedachte is echter dat de aandoening vooral wordt veroorzaakt door overbelasting van gezonde structuren en niet of nauwelijks door malalignment.

Verder kan men zich afvragen of de patella met de tape op zijn plaats kan worden gehouden tijdens hoog belaste sportactiviteiten. Vermoedelijk zal in geval van grote krachten eerder de huid verschuiven dan de patella.

Er is heel veel onderzoek gedaan naar de effectiviteit van tapen. Er zijn onderzoeken die geen effect kunnen aantonen van tapen bij patellofemorale klachten.[18,20,26] De meeste onderzoeken[21] tonen echter *wel* een gunstig effect van tapen op de mate van pijn en mate van kracht die de m. quadriceps kan genereren. *Waarom* tapen in bepaalde gevallen significant effect oplevert, is niet duidelijk; tapen kan vermoedelijk niet voorkómen dat de patella naar lateraal afglijdt.[22] Ook lijkt tape niet in staat om de m. vastus medialis te activeren. Daar zijn tenminste geen harde bewijzen voor. Een enkel onderzoek toont zelfs een inhiberende werking van de tape op de activatie van de m. vastus medialis obliquus.[23]

Zeer recent onderzoek (met MRI)[24] toont een distaalwaartse translatie van de patella als gevolg van tapen. Mogelijk vormt deze bevinding een verklaring voor het subjectief ervaren gunstige effect van tapen, dat in diverse onderzoeken wordt beschreven.

In de wetenschappelijke literatuur bestaat echter nog steeds veel verwarring over het onderwerp.

Tape en 'nep-tape'

Een uitgebreide meta-analyse van Warden et al. (2008)[25] toonde een significant effect van tapen bij anterieure kniepijn en bij artrose van de knie. Zij bekeken ook de effecten van 'sham-tape' ofwel nep-tape; bij nep-tape werd *geen* corrigerende trekkracht toegepast tijdens het aanleggen ervan. Wat bleek: de helft van het effect van tapen moest worden toegeschreven aan het sham-tape-effect. Voor de helft bestond er echter ook een pijndempend effect door de corrigerende werking van tapen. De tapetechnieken waarbij de patella naar mediaal getrokken werd *(bijvoorbeeld in figuur 11a-2A, B en C)* verminderden de pijn enigszins ten opzichte van sham-tape, namelijk met 11 mm op een VAS van 100 mm.

Aanbevolen wordt om tapen uit te proberen tijdens een oefenprogramma of tijdens sportactiviteiten, vooral als men de indruk heeft dat er laxiteit bestaat van de patellofemorale banden en er laterale afglijding zou kunnen optreden. Men moet tapen echter zien als een middel om wat sneller kracht te kunnen opbouwen zonder dat het pijn doet. Tape mag niet gezien worden als de enige therapie.[29] Het verdient aanbeveling de patiënt te leren hoe deze zelf de tape kan aanleggen (in zit met een gestrekt been en ontspannen m. quadriceps).

Als de patiënt geen gunstig effect van de tape ervaart, wordt het tapen achterwege gelaten.

Braces

Wat voor tapen geldt, geldt in mindere mate ook voor braces. Er zijn aanwijzingen dat in bepaalde gevallen het gebruik van een kniebrace patellofemorale klachten voorkomt of vermindert.[26,27,29] De wetenschappelijke onderbouwing is echter vrij gering.[25]

Tijdens oefenen of sporten kan men uitproberen of een brace leidt tot een betere of intensievere uitvoering van de oefening of de sport zonder dat hierbij pijn optreedt. Ook voor de brace geldt dat deze gezien moet worden als *middel* om beter te kunnen oefenen of presteren, en niet als therapie.

Mobiliseren van de patella

Passieve mobilisatie van de patella naar mediaal wordt soms toegepast als de patella te ver naar lateraal getrokken wordt door laterale patellaire ligamenten. De resultaten hiervan zijn echter gering of zelfs afwezig.[26,28]

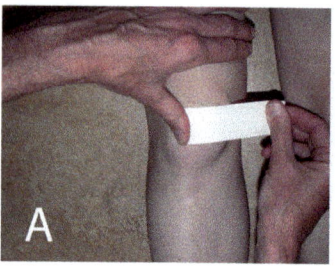 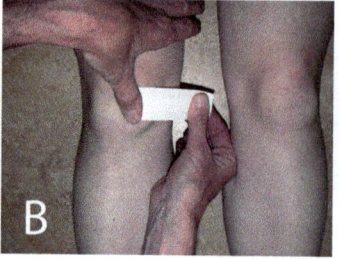 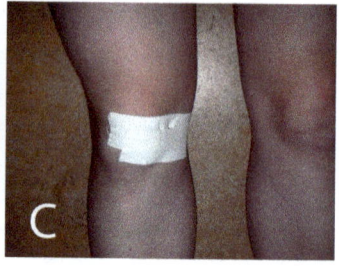

Figuur 11a-2A, B en C
A: een tapetechniek bedoeld voor het naar mediaal trekken van de patella. Eén of meer korte stroken tape worden (vrij strak) geplakt van de laterale rand van de patella tot aan de mediale zijde van de knie. Manueel transleert de onderzoeker de patella daarbij naar mediaal.
B: een tapetechniek, bedoeld om een patella tilt te elimineren: vanuit het centrum van de patella wordt een strook tape (vrij strak) aangelegd tot aan de mediale zijde van de knie.
C: beide stroken kunnen ook worden gecombineerd.

De vastus medialis: misverstanden[29]

Lange tijd werd aangenomen dat contractie van de vastus medialis verantwoordelijk is voor de laatste 10-15° extensie van de knie. Dit misverstand ontstaat onder andere doordat de vastus medialis duidelijk zichtbaar wordt tijdens eindstandige actieve extensie van de knie. Het is tevens de spier die duidelijk *zichtbaar* atrofieert in geval van letsel of immobilisatie van de knie. Elektromyografisch onderzoek toont echter aan dat de m. quadriceps, inclusief vastus medialis, in zijn geheel contraheert gedurende extensie van de knie. De vastus medialis wordt juist in flexie (60-90°) iets meer ingeschakeld dan bij eindstandige extensie.[30]

Atrofie van de vastus medialis duidt op *algehele* atrofie van de m. quadriceps. Vermoedelijk wordt atrofie van de vastus medialis het gemakkelijkst opgemerkt omdat deze spier erg oppervlakkig gelegen is en een dunne spierfascie heeft. Een *forse* spierbuik van de vastus medialis wijst op goede kracht van de *gehele* m. quadriceps.

Operatieve behandeling

Een operatie wordt alleen dan toegepast als sprake is van duidelijke en ernstige anatomische afwijkingen in het skelet waarbij ook zeker is dat deze afwijking het probleem veroorzaakt. Het type operatie is volledig afhankelijk van het type afwijking. Vaak betreft het een correctieosteotomie, bijvoorbeeld in geval van een ernstige valgusstand in de knie of in geval van een torsie in het femur waardoor de knie niet recht naar voren wijst. Over het algemeen moet men echter zeer terughoudend zijn met opereren: er zijn zeer vele chirurgische behandelingen beschreven met betrekking tot het centreren van de patella met zeer wisselende resultaten. De behaalde klinische resultaten blijken ook geen duidelijke relatie te hebben met de mate waarin centralisatie van de patella is bereikt. Eventueel wel bereikte klinische resultaten kunnen het gevolg zijn van een verplichte rustperiode (ontlasting van het patellofemorale gewricht) die volgt na een operatie. Men had dan beter alleen rust eventueel in combinatie met fysiotherapie kunnen voorschrijven.[31]

Het concept van malalignment wordt nu door velen betwijfeld en wordt niet meer unaniem beschouwd als dé oorzaak voor het patellofemorale pijnsyndroom. Het aantal chirurgische behandelingen is dan ook sterk gedaald.[32] Veelzeggend is een uitspraak van dr. Jack Hughston die zei: 'There is no problem that cannot be made worse by surgery.'[32]

De keerzijde van beeldvormend onderzoek

Als een patiënt kniepijn heeft, wordt vaak een röntgenfoto gemaakt of anderszins beeldvormend onderzoek verricht: beeldvorming toont dikwijls anatomische variaties in de bouw en/of positie van de patella. Soms wordt dan een patellaoperatie uitgevoerd terwijl later sprake blijkt te zijn van meniscusletsel.[32] Patiënt houdt dan na de patellaoperatie dezelfde klachten en krijgt er vermoedelijk patellofemorale klachten bij.

Het omgekeerde komt ook voor: beeldvormend onderzoek met MRI toont soms een kleine, asymptomatische meniscuslaesie die vervolgens geopereerd wordt. Dit heeft dan geen enkel resultaat, omdat sprake is van een patellofemoraal pijnsyndroom of een patella-instabiliteit. Een anamnese en goed klinisch onderzoek zijn het belangrijkst bij het beoordelen van pathologie van de knie. Beeldvormend onderzoek mag nooit in de plaats komen van het klinisch onderzoek. Wel kan beeldvorming in veel gevallen gebruikt worden om de bevindingen bij klinisch onderzoek te bevestigen.

Literatuur

1 Koëter Sander. Patellar instability, diagnosis and treatment. Proefschrift. Nijmegen: Printpartners Ipskamp, 2007.
2 Wilson T. The measurement of patellar alignment in patellofemoral pain syndrome: are we confusing assumptions with evidence? J Orthop Sports Phys Ther 2007 Jun;37(6):330-41.
3 DeHaven KE, Lintner DM. Athletic injuries: comparison by age, sport, and gender. Am J Sports Med 1986 May-Jun;14(3):218-24.
4 Smith TO, Hunt NJ, Donell ST. The reliability and validity of the Q-angle: a systematic review. Knee Surg Sports Traumatol Arthrosc 2008 Dec;16(12): 1068-79. Epub 2008 Oct 8.
5 Thomeé R, Renström P, Karlsson J, Grimby G. Patellofemoral pain syndrome in young women. I. A clinical analysis of alignment, pain parameters, com-

mon symptoms and functional activity level. Scand J Med Sci Sports 1995 Aug;5(4):237-44.
6 Dye SF. The knee as a biologic transmission with an envelope of function: a theory. Clin Orthop Relat Res 1996 Apr;325:10-8.
7 Witvrouw E, Lorent M. Oefentherapie bij knieaandoeningen. Antwerpen: Standaard uitgeverij, 2005.
8 Tiggelen D Van, Cowan S, Coorevits P, Duvigneaud N, Witvrouw E. Delayed vastus medialis obliquus to vastus lateralis onset timing contributes to the development of patellofemoral pain in previously healthy men: a prospective study. Am J Sports Med 2009 Jun;37(6):1099-105. Epub 2009 Mar 12.
9 Powers CM, Landel R, Perry J. Timing and intensity of vastus muscle activity during functional activities in subjects with and without patellofemoral pain. Phys Ther 1996 Sep;76(9):946-55; discussion 956-67.
10 Senavongse W, Amis AA. The effects of articular, retinacular, or muscular deficiencies on patellofemoral joint stability. J Bone Joint Surg Br 2005 Apr;87(4):577-82.
11 Barton CJ, Webster KE, Menz HB. Evaluation of the scope and quality of systematic reviews on nonpharmacological conservative treatment for patellofemoral pain syndrome. J Orthop Sports Phys Ther 2008 Sep;38(9):529-41.
12 Natri A, Kannus P, Järvinen M. Which factors predict the long-term outcome in chronic patellofemoral pain syndrome? A 7-yr prospective follow-up study. Med Sci Sports Exerc 1998 Nov;30(11):1572-7.
13 Witvrouw E, Lysens R, Bellemans J, Peers K, Vanderstraeten G. Open versus closed kinetic chain exercises for patellofemoral pain. A prospective, randomized study. Am J Sports Med 2000 Sep-Oct;28(5):687-94.
14 Mirzabeigi E, Jordan C, Gronley JK, Rockowitz NL, Perry J. Isolation of the vastus medialis oblique muscle during exercise. Am J Sports Med 1999 Jan-Feb;27(1):50-3.
15 Hung YJ, Gross MT. Effect of foot position on electromyographic activity of the vastus medialis oblique and vastus lateralis during lower-extremity weight-bearing activities. J Orthop Sports Phys Ther 1999 Feb;29(2):93-102; discussion 103-5.
16 Smith TO, Bowyer D, Dixon J, Stephenson R, Chester R, Donell ST. Can vastus medialis oblique be preferentially activated? A systematic review of electromyographic studies. Physiother Theory Pract 2009 Feb;25(2):69-98.
17 Witvrouw E, Danneels L, Tiggelen D Van, Willems TM, Cambier D. Open versus closed kinetic chain exercises in patellofemoral pain: a 5-year prospective randomized study. Am J Sports Med 2004 Jul-Aug;32(5):1122-30. Epub 2004 May 18.
18 Kowall MG, Kolk G, Nuber GW, Cassisi JE, Stern SH. Patellar taping in the treatment of patellofemoral pain. A prospective randomized study. Am J Sports Med 1996 Jan-Feb;24(1):61-6.
19 Sanchis-Alfonso Vicente. Anterior knee pain and patellar instability. Londen: Springer Verlag, 2006; hoofdstuk 10.
20 Clark DI, Downing N, Mitchell J, Coulson L, Syzpryt EP, Doherty M. Physiotherapy for anterior knee pain: a randomized controlled trial. Ann Rheum Dis 2000 Sep;59(9):700-4.

21 Lan TY, Lin WP, Jiang CC, Chiang H. Immediate effect and predictors of effectiveness of taping for patellofemoral pain syndrome: a prospective cohort study. Am J Sports Med 2010 May 26.
22 Gigante A, Pasquinelli FM, Paladini P, Ulisse S, Greco F. The effects of patellar taping on patellofemoral incongruence. A computed tomography study. Am J Sports Med 2001 Jan-Feb;29(1):88-92.
23 Ng GY, Wong PY. Patellar taping affects vastus medialis obliquus activation in subjects with patellofemoral pain before and after quadriceps muscle fatigue. Clin Rehabil 2009 Aug;23(8):705-13.
24 Derasari A, Brindle TJ, Alter KE, Sheehan FT. McConnell taping shifts the patella inferiorly in patients with patellofemoral pain: a dynamic magnetic resonance imaging study. Phys Ther 2010 Mar;90(3):411-9.
25 Warden SJ, Hinman RS, Watson MA Jr, Avin KG, Bialocerkowski AE, Crossley KM. Patellar taping and bracing for the treatment of chronic knee pain: a systematic review and meta-analysis. Arthritis Rheum 2008 Jan 15;59(1):73-83.
26 Crossley K, Bennell K, Green S, McConnell J. A systematic review of physical interventions for patellofemoral pain syndrome. Clin J Sport Med 2001 Apr; 11(2):103-10.
27 Tiggelen D Van, Witvrouw E, Roget P, Cambier D, Danneels L, Verdonk R. Effect of bracing on the prevention of anterior knee pain – a prospective randomized study. Knee Surg Sports Traumatol Arthrosc 2004 Sep;12(5):434-9.
28 Rowlands BW, Brantingham JW. The efficacy of patella mobilization in patients suffering from patellofemoral pain syndrome. JNMS 1999;7(4):142-9.
29 Malone T, Davies G, Walsh WM. Muscular control of the patella. Clin Sports Med 2002 Jul;21(3):349-62.
30 Knight KL, Martin JA, Londeree BR. EMG comparison of quadriceps femoris activity during knee extension and straight leg raises. Am J Phys Med 1979 Apr;58(2):57-67.
31 Dye SF. The pathophysiology of patellofemoral pain: a tissue homeostasis perspective. Clin Orthop Relat Res 2005 Jul;(436):100-10.
32 Sanchis-Alfonso Vicente. Anterior knee pain and patellar instability. Londen: Springer Verlag, 2006; hoofdstuk 1.

12 Een ongewone oorzaak van anterieure kniepijn bij een 16-jarige sportieve jongen*

Marc Martens

Al meer dan drie jaar klaagde een sportieve 16-jarige jongen over anterieure pijn in zijn linkerknie. De klachten manifesteerden zich vooral bij bepaalde activiteiten zoals de trap op- en aflopen en sportbeoefening, waaronder fietsen. Ook wanneer hij langere tijd met gebogen knieën zat, ontstond de pijn, het zogeheten 'movie sign', ook wel 'theaterknie' genoemd. Bij alle bewegingen van de knie ontstond er crepitatie. Er was geen trauma in de anamnese. De klachten waren geleidelijk begonnen. De behandeling was conservatief: hij kreeg medicatie van de huisarts en deed oefeningen bij een fysiotherapeut. De diagnose die was gesteld luidde: chondromalacia patellae. Er was nooit beeldvormend onderzoek verricht.

Status praesens

Omdat alle behandelingen zonder succes bleven, zijn de klachten onveranderd aanwezig.

Inspectie

Er is een lichte atrofie van de m. quadriceps. De knie is niet gezwollen. De stand van de patella is normaal.

Palpatie

Geen bijzonderheden.

---

* *Deze patiëntencasus betreft een bewerking van een eerder verschenen casus (K47) in 'Orthopedische casuïstiek' (1994): Een ongewone oorzaak van anterieure kniepijn bij een 16-jarige sportieve jongen.*

Figuur 12-1
Wanneer hij langere tijd met gebogen knie zat, ontstond de pijn, het zogeheten 'movie sign', ook wel 'theaterknie' genoemd. In deze houding wordt de patella continu tegen het femur gecomprimeerd (rode pijl).

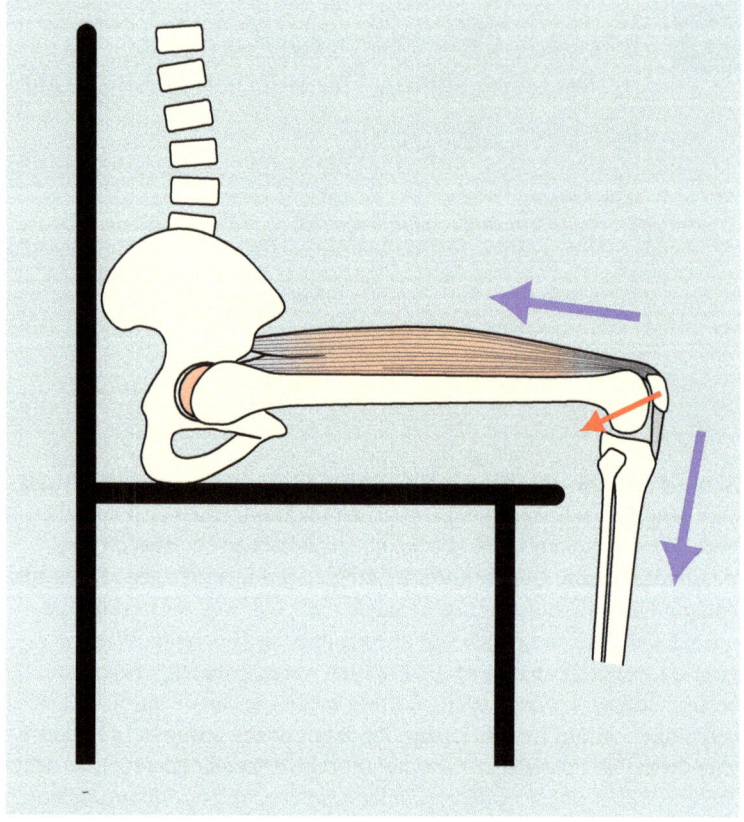

Functieonderzoek

Het looppatroon is normaal.

Het hurken verloopt asymmetrisch, omdat op een bepaald moment vrij veel pijn ontstaat. Patiënt voert deze test met de nodige voorzichtigheid uit.

Tijdens actief en passief buigen en strekken van de knie treedt steeds bij ongeveer 30° flexie pijn op. Wanneer vervolgens dezelfde test wordt uitgevoerd met de hand van de therapeut op de patella om crepitatie en retropatellaire drukpijn te lokaliseren, kan bij 30° duidelijke pijnlijke crepitatie worden vastgesteld.

Het verdere onderzoek is negatief.

Interpretatie De klinische bevindingen kunnen wijzen in de richting van een osteochondraal letsel van het patellofemorale gewricht. Beeldvormend onderzoek is noodzakelijk.

Aanvullend onderzoek

Op de conventionele röntgenfoto's wordt een osteochondrosis dissecans van de patella waargenomen. Computertomografie toont de uitgebreidheid van het letsel.

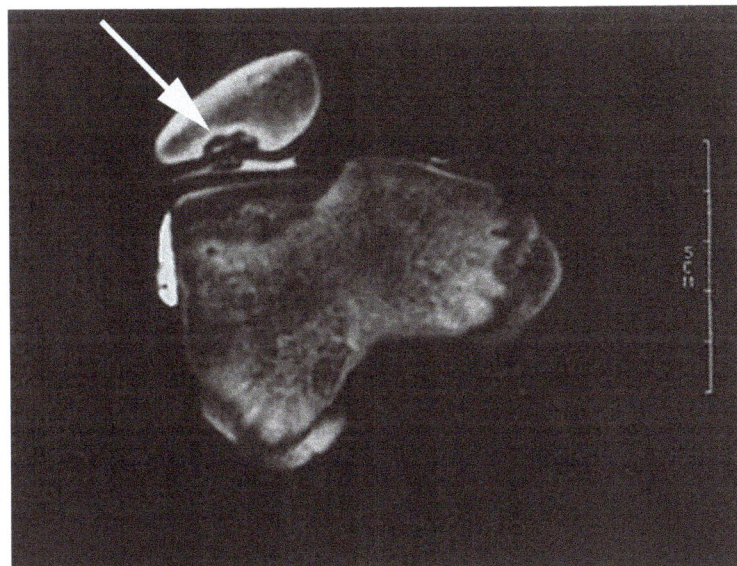

Figuur 12-2
Computertomografie toont de uitgebreidheid van de tamelijk goed begrensde osteochondrosis dissecans van de patella.

Diagnose

Osteochondrosis dissecans van de patella

Therapie

Gezien de resistentie van dit letsel voor conservatieve therapie wordt overgegaan tot het artroscopisch verwijderen van de osteochondrosishaard in de patella. Patiënt wordt hiervoor opgenomen in het daghospitaal ('s morgens komen, operatie in de vroege namiddag en 's avonds weer naar huis).

Follow-up

Patiënt mag na de ingreep normaal belasten, maar moet traplopen en sportbeoefening gedurende drie maanden vermijden. Een schema met spierversterkende oefeningen voor de boven- en onderbeenmusculatuur wordt meegegeven.
Na drie maanden mogen de activiteiten geleidelijk worden opgevoerd.

Bij controle na vier maanden heeft patiënt de sport inmiddels geheel klachtenvrij hervat.

Bespreking

Anterieure kniepijn met retropatellaire crepitatie kan inderdaad berusten op chondromalacie van de patella. In dit geval ging het echter om een vrij ongewone locatie van een osteochondrosis dissecans. Deze aandoening is het meest frequent gelokaliseerd in het laterale aspect van de mediale femurcondyl en soms in de laterale femurcondyl.*

Men moet vooral in deze richting denken wanneer bij het hurken een pijnlijke crepitatie over een kort traject optreedt.

Artroscopische behandeling is alleen aangewezen bij patiënten die ernstige pijn hebben. Veel mensen hebben een osteochondrosis dissecans zonder dat dit klachten veroorzaakt.**

Deze laatste casus toont onder meer aan dat men bij anterieure kniepijn voorzichtig moet zijn met het stellen van de diagnose 'retropatellaire chondropathie' of 'patellofemoraal pijnsyndroom'. Deze (pseudo)diagnosen kan men pas stellen als andere vormen van pathologie zijn uitgesloten.

---

* Uitgebreide informatie over dit onderwerp is te vinden in een eerder verschenen boek in de serie 'Orthopedische casuïstiek' (2008): Onderzoek en behandeling van de knie, hoofdstuk 6 en 6a.
** Zie 'Orthopedische casuïstiek', 1992. Dos Winkel. Persisterende kniepijn bij een 21-jarige topwielrenster na een operatieve behandeling wegens osteochondrosis dissecans (K10).

Bijlage I

Specifieke tests voor patiënten met anterieure kniepijn

De volgende tests worden uitgevoerd *na* het functieonderzoek van de knie.*

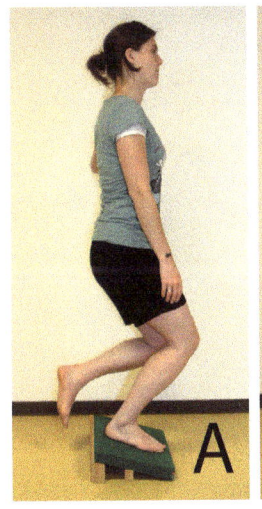
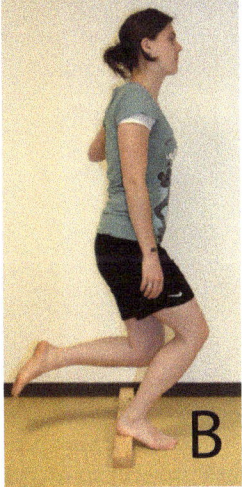
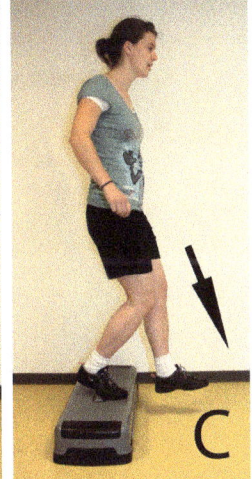

Decline-squattest (A en B) en (C) step-downtest (eccentric steptest).

Decline-squat test en step down test

A De 'decline squat' is een kniebuiging op één been die wordt uitgevoerd op een 25° helling. Men vraagt de patiënt om de kniebuiging uit te voeren met een verticale romp. Bij deze test wordt het gehele strekapparaat van de knie belast. Herkenbare anterieure kniepijn wijst op een aandoening of letsel ergens in het strekapparaat van de knie.

---

* *Het functieonderzoek van de knie wordt uitgebreid beschreven in een eerder verschenen boek in de serie 'Orthopedische casuïstiek' (2008):* Onderzoek en behandeling van de knie.

B Als men niet beschikt over een decline-squat-board kan men de patiënt vragen met de hiel op een balkje te gaan staan (B).
C Step-downtest (eccentric step-test): de patiënt stapt *langzaam* met het niet-aangedane been voorwaarts van een verhoging. De test is positief als herkenbare anterieure kniepijn ontstaat. Dit wijst op een aandoening of letsel ergens in het strekapparaat van de knie.

Door de mate van anterieure kniepijn vast te stellen met de VAS en de hoek in de knie te bepalen waarbij de pijn optreedt, kan men de tests gebruiken als meetinstrument.

In sommige gevallen is er alleen een painfull arc. Dit is vaak het gevolg van een klein lokaal kraakbeenletsel onder de patella.

J-sign.

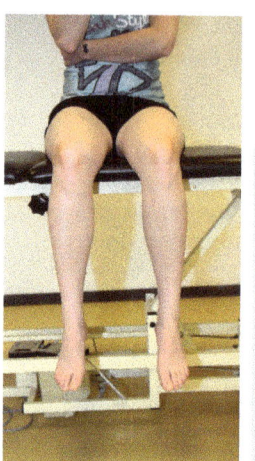
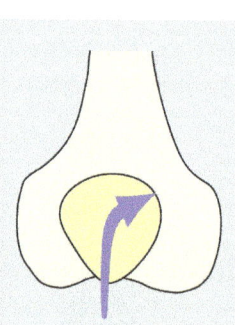
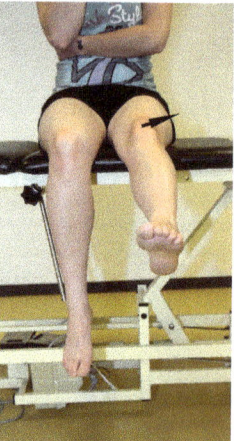

J-Sign

Uitgangshouding: de patiënt zit op de rand van de behandeltafel.
Uitvoering: de patiënt strekt en buigt het been (tussen 0 en 90°).
Tijdens de beweging wordt gekeken naar het bewegingsgedrag van de patella. Bij de meeste mensen beweegt de patella tijdens de strekking recht naar proximaal. Alleen tijdens eindstandig strekken kan de patella iets naar lateraal bewegen.

Als de patella tijdens strekken plotseling naar lateraal devieert (subluxeert), dan is sprake van een J-sign omdat het verloop van de patella lijkt op de letter J. Wanneer vanuit eindstandig strekken de knie weer wordt gebogen, springt de patella abrupt terug in de groeve. Het J-sign is een klinisch zichtbaar teken van een slecht sporende patella (maltracking) met laterale instabiliteit.

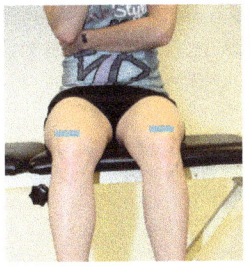 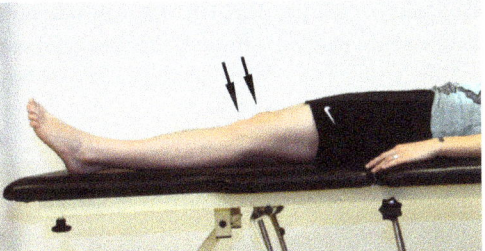

Patella alta.

Patella alta

Uitgangshouding: de patiënt zit op de rand van de behandeltafel met de voeten op de grond (of op een verhoging). De knieën zijn 90° gebogen en de bovenbenen horizontaal (zie illustratie).

Uitvoering: observatie van de hoogte van de patella. Vanaf de *zijkant* kan de verticale positie van de patellae goed geobserveerd worden. Als men de patiënt laat zitten met de voeten op de grond, de knieën 90° gebogen en de bovenbenen horizontaal, dan is bij een hoogstand van de patella te zien dat de deels gekantelde patella boven het niveau van het bovenbeen uitsteekt. Bij een eenzijdige patella alta is dit het gemakkelijkst waarneembaar. Ter bevestiging kan een laterale röntgenopname van de 90° gebogen knie gemaakt worden.[1]

Een patella alta kan tijdens inspectie worden opgemerkt aan een zogeheten 'kameelrugpatella': de knie vertoont twee opvallende bulten: één is de tuberositas tibiae, de andere is de patella (zie illustratie). Distaal van de patella (en proximaal van het vetlichaam van Hoffa) bevindt zich een kenmerkende indeuking.

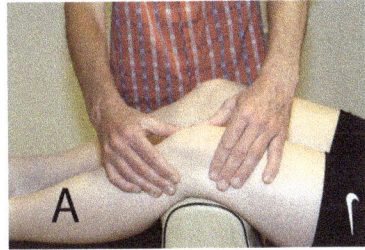 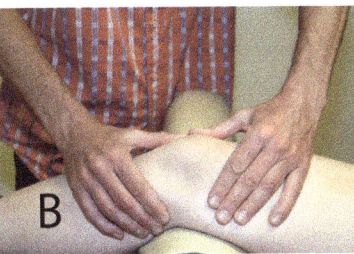

A Apprehensiontest naar lateraal.
B Apprehensiontest naar mediaal.

Apprehensiontest

Uitgangshouding; ruglig op de behandelbank. De benen liggen ontspannen.

Uitvoering: de patiënt heeft de knie in circa 30° flexie. De onderzoeker beweegt met beide duimen de patella naar lateraal (A) of mediaal (B). In geval van instabiliteit zal de patiënt pijn voelen en daarom de beweging niet toelaten. Men kan de test ook met gestrekte knieën uitvoeren.

Ondanks het feit dat de patellar apprehensiontest een test is die veel wordt gebruikt om patellaire instabiliteit mee aan te tonen, is de sensitiviteit vrij gering (circa 39%).[2,3] De sensitiviteit van de zogeheten *Moving Patellar Apprehension Test* is veel hoger.

Moving Patellar Apprehension Test (MPAT).

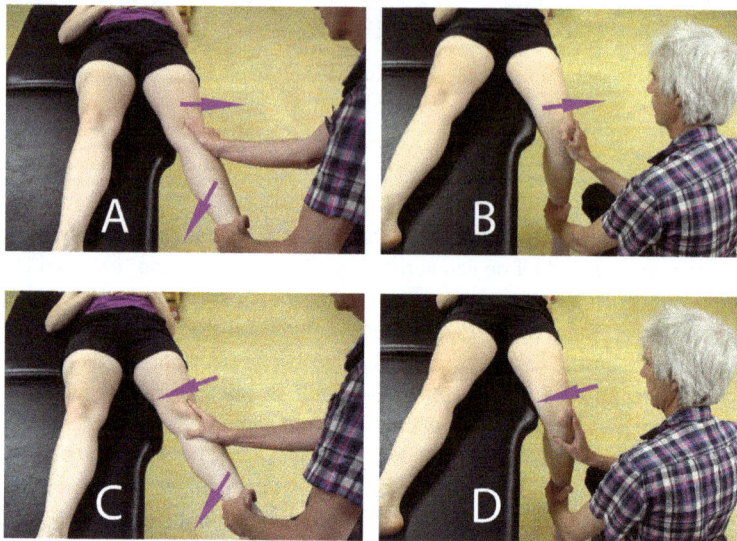

Moving Patellar Apprehension Test

Deze test bestaat uit twee delen.

Uitgangshouding: de patiënt ligt in ruglig op de behandelbank waarbij de enkel vrij ligt van de bank.

Uitvoering:

1 Tijdens het eerste deel van de test wordt de knie in volledige extensie gehouden en geeft de onderzoeker manuele druk met de duim tegen de patella zodat deze zo ver als mogelijk naar lateraal transleert (A). Daarna buigt de onderzoeker de knie tot 90° (B) en terug terwijl de laterale translatie voortduurt.
2 Tijdens het tweede deel van de test wordt hetzelfde gedaan, maar nu wordt de patella zo ver mogelijk naar mediaal getransleerd met de wijsvinger (C) en wordt deze druk tijdens de gehele passieve kniebuiging (D) aangehouden.

Deel 1 van de test is positief als er afweerspanning (apprehension) optreedt; de patiënt spant de m. quadriceps aan in een poging de knieflexie en de laterale dislocatie van de patella tegen te gaan, zodat deze terugschiet naar zijn normale positie in de trochlea.

Deel 2 van de test is positief als de patiënt *geen* pijn ervaart en de flexie en extensie van de knie gewoon toelaat. Om de Moving Patellar Apprehension Test als positief te beschouwen, moet zowel deel 1 als deel 2 positief zijn.

De test is een combinatie van apprehension in deel 1 en een *reductie* van de apprehension in deel 2. Deze dynamische, provocatieve test is te vergelijken met de 'apprehension-relocationtest' voor anterieure schouderinstabiliteit.

De sensitiviteit en specificiteit zijn hoger dan die van de klassieke apprehensiontest: de sensitiviteit is nagenoeg 100% en de specificiteit circa 88%.[4]

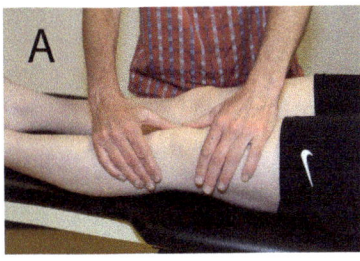
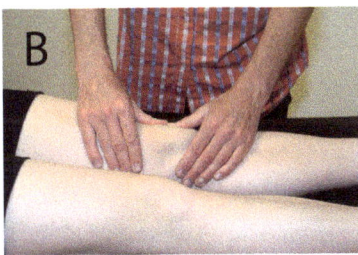

A Lateral glide-test.
B Medial glide-test.

Lateral en mediaal glide test

Uitgangshouding: de patiënt ligt in ruglig.

Uitvoering: de onderzoeker beweegt met beide duimen de patella naar lateraal (A) of mediaal (B).

De patellar glidetest lijkt op de apprehension test, maar wordt uitgevoerd met gestrekte benen.

De test geeft een indruk van eventuele laxiteit of hypomobiliteit van de patellofemorale banden. De mate waarin de patella naar mediaal en lateraal kan transleren, bepaalt of er sprake is van laxiteit of hypomobiliteit: normaliter kan de patella niet verder dan de helft van zijn breedte verplaatst worden (twee kwadranten). Als de patella over een afstand van meer dan driekwart patellabreedte (ofwel drie kwadranten) kan worden getransleerd, dan is sprake van hypermobiliteit. Als de patella over een afstand van minder dan één kwadrant kan worden getransleerd, dan is sprake van hypomobiliteit.

De test kan ook gebruikt worden als echte apprehension-test: de test is dan positief in geval van pijn en afweerspanning van de patiënt.

Patellar tilt test

Uitgangshouding: de patiënt ligt in ruglig.

Uitvoering: de onderzoeker omvat de patella met duim en wijsvinger. De mediale zijde wordt naar posterieur geduwd en de laterale zijde wordt opgetild. Als de laterale zijde niet tot horizontaal geheven kan worden, is de test positief; dit wijst op verkorte laterale structuren. De test kan ook met twee handen worden uitgevoerd.

Patellar tilt-test.

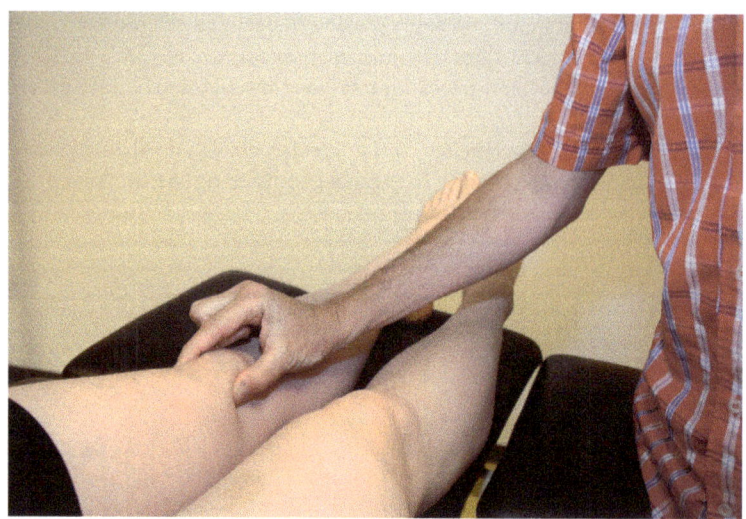

Q-hoekmeting.

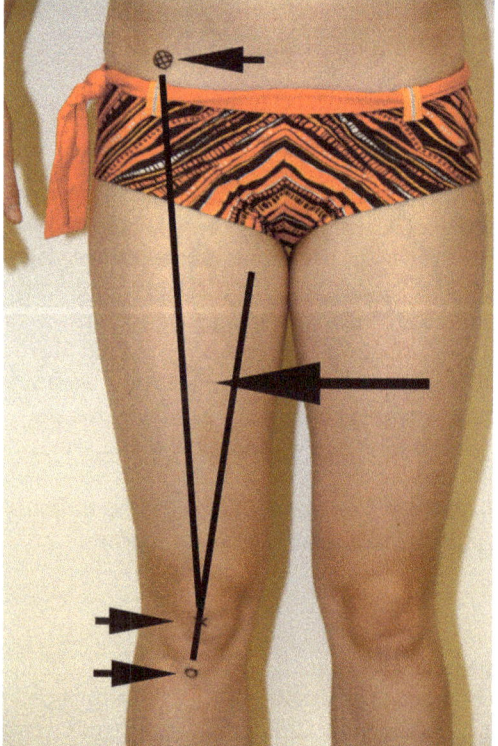

Q-hoekmeting

Uitgangshouding: de patiënt ligt in ruglig met de knie in volledige extensie of in stand (betrouwbaarder).

Uitvoering: de onderzoeker bepaalt het middelpunt van de patella en markeert dit met een huidpotlood. Verder palpeert en markeert de onderzoeker de spina iliaca anterior superior en de tuberositas tibiae. Vervolgens wordt de Q-hoek (*grote pijl*) bepaald door de hoek van beide snijlijnen (van spina iliaca anterior superior tot centrum patella en van centrum patella tot tuberositas tibiae) op te meten met een goniometer. De Q-hoek wordt uitgedrukt in het aantal graden.

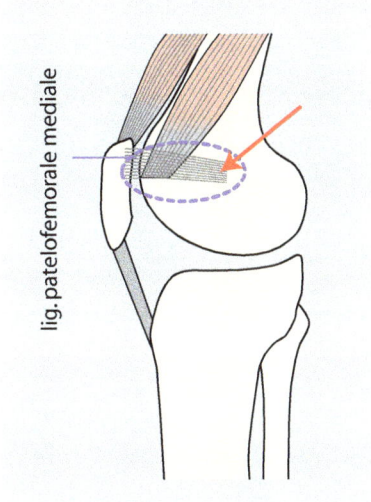
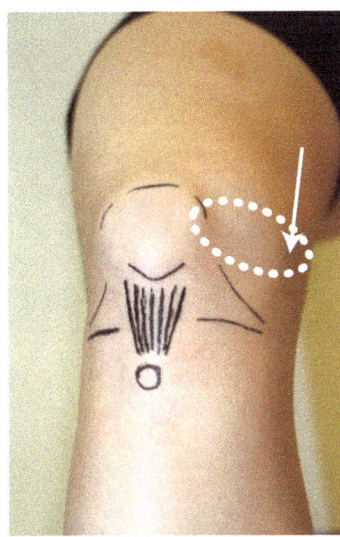

Basset's sign.

Basset's sign

Uitgangshouding: de patiënt zit op de behandeltafel met de benen gestrekt.

Uitvoering: de onderzoeker palpeert het verloop van het mediale patellofemorale ligament, het tuberculum adductorium, de mediale epicondyl (*pijl*) en het mediale retinaculum.

Indien gevoeligheid of pijn wordt ervaren bij het palperen, is de test positief.

Gevoeligheid of pijn bij palpatie kan wijzen op een ruptuur van het mediale patellofemorale ligament.

Beighton-score

De beighton-score geeft een indicatie of er sprake is van gegeneraliseerde gewrichtslaxiteit.

Uitvoering: de patiënt voert de volgende vijf bewegingen uit:
- De patiënt probeert in stand met gestrekte knieën de handen plat op de grond te plaatsen. Als dit lukt levert dit 1 punt op.
- Eindstandige (hyper)extensie van de elleboog; als deze 10° of meer overstrekt kan worden, levert dit 1 punt op per elleboog.

- De duim wordt passief met de andere hand tegen de volaire zijde van de homolaterale onderarm gelegd. Als dit lukt: 1 punt per duim.
- Passieve dorsaalflexie (hyperextensie) van de pink. Als deze meer dan 90° in hyperextensie kan worden gebracht, levert dit 1 punt op per pink.
- Eindstandige hyperextensie van de knie bedraagt meer dan 10°; 1 punt per knie.

In totaal kan men negen punten halen. Bij vier punten of meer is sprake van hypermobiliteit.

Test voor de plica mediopatellaris (MPP-test).[5,6]

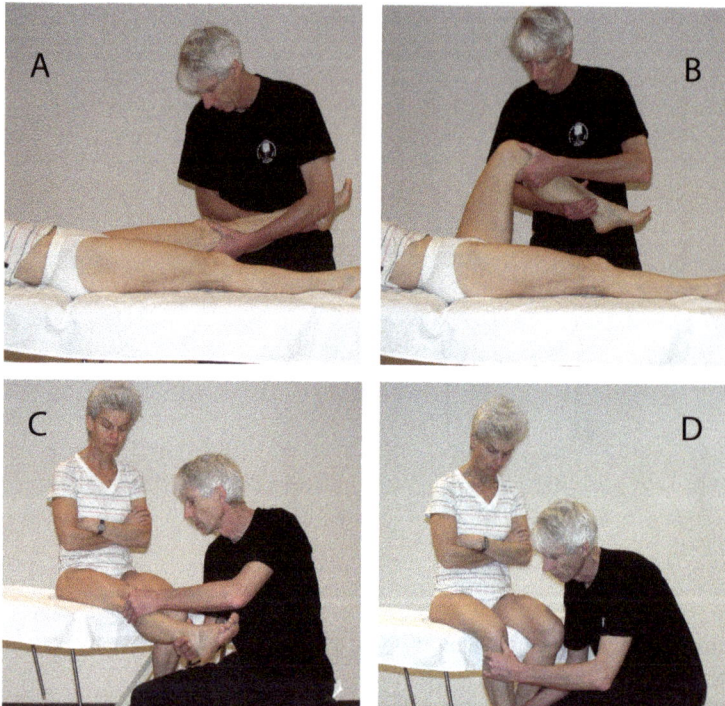

Test voor de plica mediopatellaris

Uitvoering: de onderzoeker drukt met de duim op het inferomediale deel van het patellofemorale gewricht; hierbij wordt de pijnlijke streng (de plica) naar proximolateraal geduwd, zodat de plica tussen de patella en de mediale femurcondyl terechtkomt. Terwijl deze druk wordt gehandhaafd, buigt de onderzoeker de knie tot 90°. De test is positief als tijdens het buigen anterieure kniepijn ontstaat en de pijn duidelijk vermindert of verdwijnt wanneer de knie 90° gebogen is.

A en B: uitvoering in lig.[5]
C en D: alternatieve uitvoering in zit.

Tijdens de test gebeurt het volgende:[5]
- Als de knie gestrekt is, wordt de plica manueel tussen de patella en de mediale femurcondyl 'geduwd'.
- Bij circa 30° flexie raakt de plica beklemd tussen de patella en de mediale femurcondyl. Dit is pijnlijk.
- Bij circa 60° flexie begint de plica terug te glijden naar mediaal.
- Bij circa 90° glijdt de plica weg van het patellofemorale gewricht – ondanks de manuele druk – en komt weer in de normale mediale positie. Hierdoor vermindert of verdwijnt de pijn.

De sensitiviteit en specificiteit van voorgaande test zijn beide bijna 90%.[6]

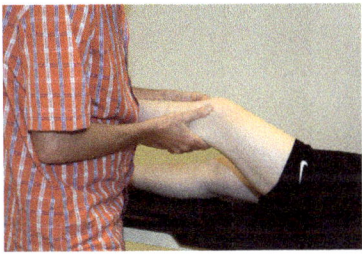
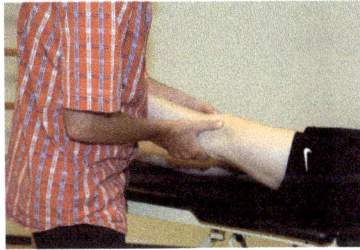

Hoffa's test.

Hoffa's test

Uitgangshouding: de patiënt ligt in ruglig.

Uitvoering: de onderzoeker omvat het onderbeen van de patiënt en drukt met beide duimen op het vetlichaam van Hoffa, aan weerszijden van de patellapees. Vervolgens wordt het been rustig gestrekt. Als dit *geen* pijn provoceert, wordt het been opnieuw vanuit 30° gestrekt met een *snelle* beweging. Bij herkenbare pijnprovocatie is de test positief: dit wijst op een irritatie van het vetlichaam van Hoffa.

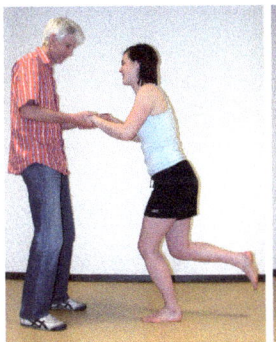
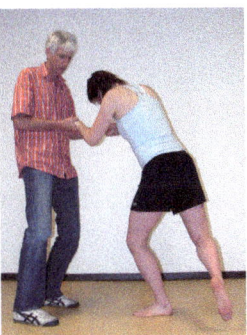
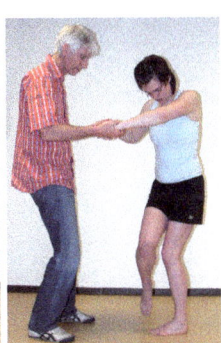

Thessaly-test.

Thessaly-test

De thessaly-test is van belang om eventuele meniscuspathologie uit te sluiten.

Uitgangshouding: stand op een licht gebogen been. De test wordt uitgevoerd met de knie in 5° flexie en in 20° flexie.

Uitvoering: ondersteund door de onderzoeker roteert de patiënt in het licht gebogen kniegewricht; dit gebeurt door, met de voet vlak op de grond, het lichaam drie keer naar links en rechts te draaien. De test is positief als de patiënt herkenbare pijn voelt in het kniegewricht of een gevoel van blokkering. Dit wijst op een meniscuslaesie.

De test wordt eerst op het gezonde been uitgevoerd om de patiënt de juiste beweging te laten ervaren en om eventuele pijnsensaties te kunnen vergelijken met de andere zijde.

Literatuur

1 Koëter Sander. Patellar instability, diagnosis and treatment. Proefschrift. Nijmegen: Printpartners Ipskamp, 2007.
2 Malanga GA, Andrus S, Nadler SF, McLean J. Physical examination of the knee: a review of the original test description and scientific validity of common orthopedic tests. Arch Phys Med Rehabil 2003 Apr;84(4):592-603.
3 Sallay PI, Poggi J, Speer KP, Garrett WE. Acute dislocation of the patella. A correlative pathoanatomic study. Am J Sports Med 1996 Jan-Feb;24(1):52-60.
4 Ahmad CS, McCarthy M, Gomez JA, Shubin Stein BE. The moving patellar apprehension test for lateral patellar instability. Am J Sports Med 2009 Apr; 37(4):791-6.
5 Kim SJ, Jeong JH, Cheon YM, Ryu SW. MPP test in the diagnosis of medial patellar plica syndrome. Arthroscopy 2004 Dec;20(10):1101-3.
6 Kim SJ, Lee DH, Kim TE. The relationship between the MPP test and arthroscopically found medial patellar plica pathology. Arthroscopy 2007 Dec; 23(12):1303-8.

Bijlage II

Anatomische varianten van de trochlea femoris

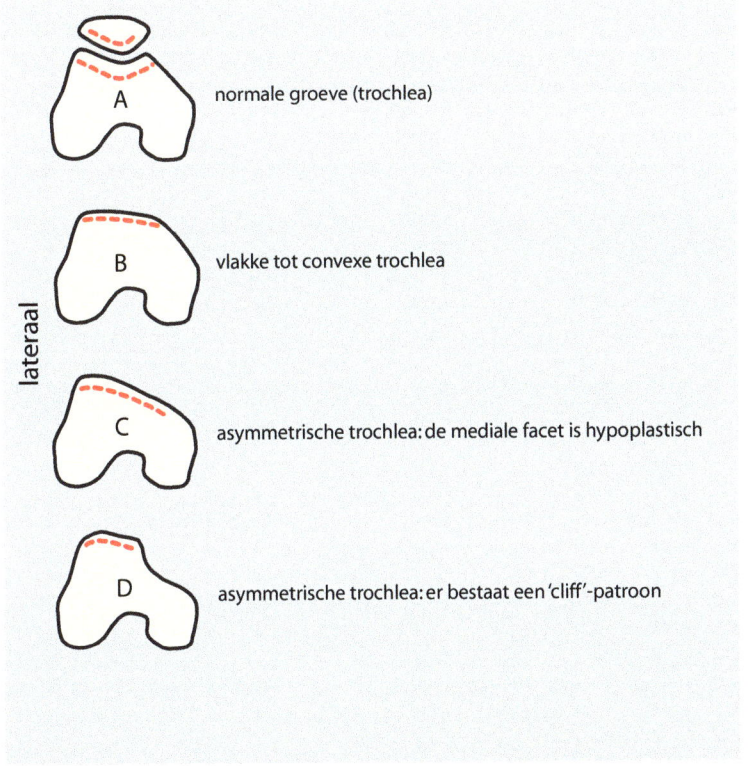

Classificatie volgens Dejour et al. (2010).[1]

Literatuur

1 Dejour D, Saggin P. The sulcus deepening trochleoplasty – the Lyon's procedure. Int Orthop 2010 Jan 9.

Bijlage III

Anatomische variaties in de vorm van de patella

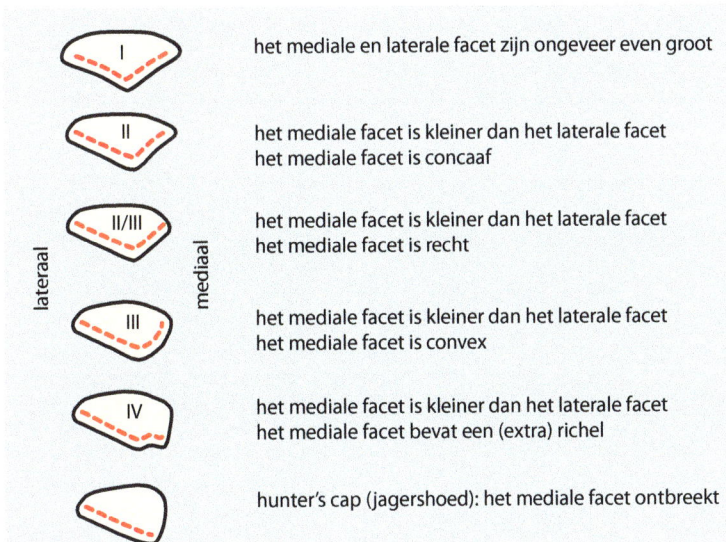

Anatomische variaties volgens Wiberg (1941)[1] en Baumgartl (1964).[2]

- I — het mediale en laterale facet zijn ongeveer even groot
- II — het mediale facet is kleiner dan het laterale facet; het mediale facet is concaaf
- II/III — het mediale facet is kleiner dan het laterale facet; het mediale facet is recht
- III — het mediale facet is kleiner dan het laterale facet; het mediale facet is convex
- IV — het mediale facet is kleiner dan het laterale facet; het mediale facet bevat een (extra) richel
- hunter's cap (jagershoed): het mediale facet ontbreekt

Literatuur

1 Wiberg G. Roentgenographic and anatomic studies on the femoropatellar joint. With special reference to chondromalacia patellae. Acta Orthoped Scand 1941;12:319-410.
2 Baumgartl F. Das Kniegelenk. Berlijn-Göttingen-Heidelberg: Springer, 1964.

Bijlage IV

De jumpers knee

Excentrische spierversterking

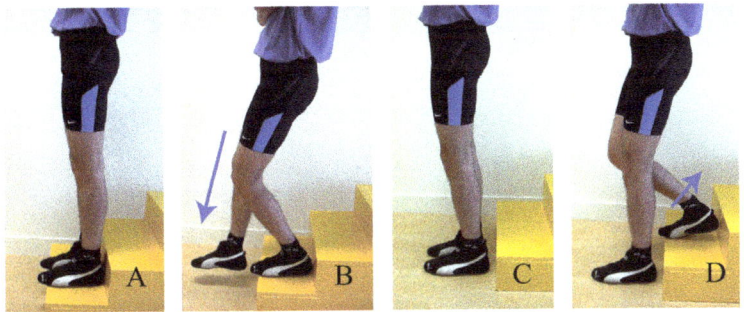

Mogelijkheid 1:
Stand op een verhoging (bijvoorbeeld een traptrede) (A). Vervolgens stapt men voorwaarts van de traptrede af, beginnend met het niet-aangedane been (B). Daarna stapt men weer omhoog, beginnend met het niet-aangedane been (D).

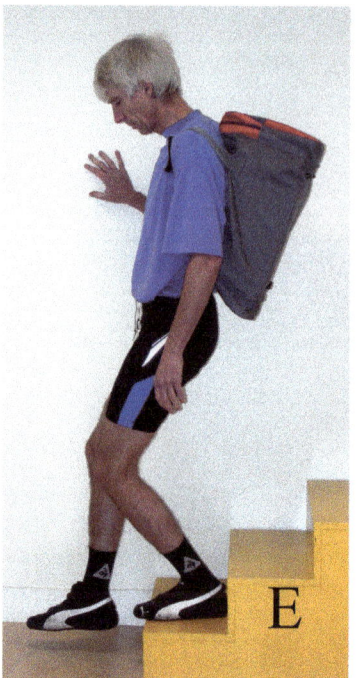
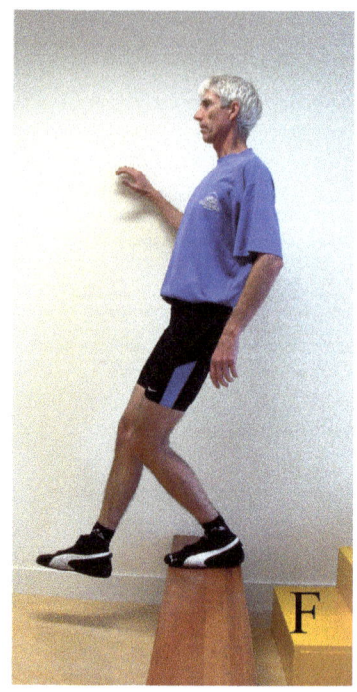

Men kan de oefening verzwaren door een rugzak te dragen (E) of een hogere afstap te gebruiken (F).

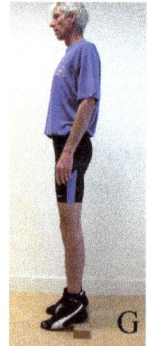
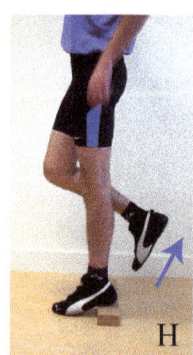
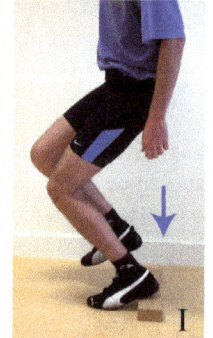
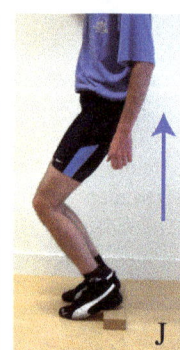

Mogelijkheid 2:

G: beginpositie: stand met de hakken op een balk (of drempel) of: stand met de voeten op een 25° hellend plankje.

H: het niet-aangedane been wordt opgetild.

I: men buigt het aangedane been.

J: het niet-aangedane been wordt teruggezet en de benen worden daarna weer gestrekt.

- De oefening moet enigszins pijnlijk zijn. Als dit niet het geval is, kan men de oefening verzwaren door bijvoorbeeld het dragen van een rugzak (E).
- Oefenfrequentie: twee keer per dag.
- Drie series van vijftien herhalingen.
- Eén à twee minuten rust tussen de series.
- Het variëren van de twee verschillende oefenvormen wordt aanbevolen.
- Als patiënt of therapeut beschikking heeft over een plankje met een helling van 25° dan wordt aanbevolen om dit te gebruiken in plaats van het balkje onder de hiel.

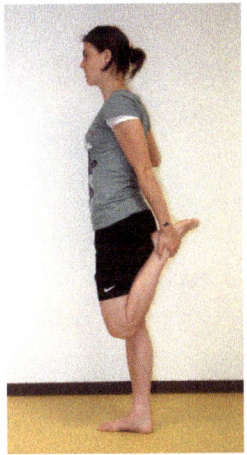
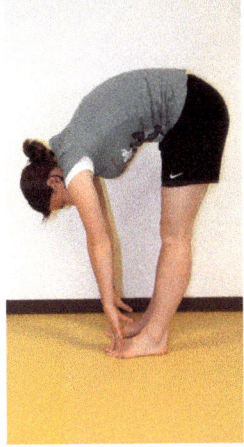
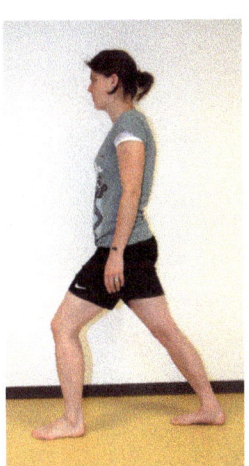

Aangeraden wordt om na iedere oefensessie verkorte spieren statisch te rekken. Men moet hierbij vooral letten op de m. rectus femoris, de hamstrings en de m. gastrocnemius. Iedere spier wordt minimaal 30 seconden gerekt. Als deze voldoende op lengte zijn, mag het rekken minder frequent gebeuren om de verkregen spierlengte te onderhouden. Voor de uitvoering van de rekoefeningen zijn diverse uitvoeringen mogelijk.

Bijlage V

Oefenprogramma bij patellofemoraal pijnsyndroom[1]

De gesloten ketenoefeningen bestaan uit:
– fietsen of roeien (warming-up);
– stapoefeningen met een verhoging: opstappen en afstappen;
– leg press in zit;
– squats, in het begin *niet* diep uitgevoerd, op één been en op twee benen;
– springoefeningen, geleidelijk opgebouwd.

De open ketenoefeningen bestaan uit:
– statisch spannen van de m. quadriceps met het been gestrekt;
– straight leg raise-oefeningen in ruglig;
– strekoefeningen van de knie vanuit 10° flexie;
– adductieoefeningen in zijlig.

Alle oefeningen worden in drie series van tien herhalingen uitgevoerd, waarbij de belasting (circa 60% van 1-RM), indien mogelijk, wekelijks wordt opgevoerd. Tussen de series: één minuut rust.

Bij de open ketenoefeningen wordt de m. quadriceps gedurende zes seconden *statisch* aangespannen en tussen de herhalingen volgt steeds drie seconden rust.
  De gesloten ketenoefening wordt *dynamisch* uitgevoerd met eveneens drie seconden rust tussen de herhalingen.

Na afloop worden de m. quadriceps, hamstrings en m. gastrocnemius alle driemaal gedurende een halve minuut statisch gerekt.

Literatuur

1 Het oefenprogramma is gebaseerd op een publicatie van: Witvrouw E, Lysens R, Bellemans J, Peers K, Vanderstraeten G. Open versus closed kinetic chain exercises for patellofemoral pain. A prospective, randomized study. Am J Sports Med. 2000 Sep-Oct;28(5):687-94.

Register

A
alignement	104
anastomose	79
anatomie	5
anatomische variaties	9, 64
apex patellae	8, 34
apofysitide	20
apofysitis	8, 27
–, patellae	36
artrose	20
–, patellofemorale	101
autograft	87
avulsie	46
avulsiefractuur	29, 41

B
blackburne-peelindex	12, 14
bone bruising	86
bot-ent	66
botgroei	7
botoedeem	86
brace	109
bursa	17
–, infrapatellaris profunda	17
–, subcutanea infrapatellaris	17
–, suprapatellaris	17
bursitide	20
bursitis	17
–, bacteriële	17, 18
–, infrapatellaris profunda	18
–, prepatellaris	18

C
caton-deschampsindex	12, 14
chondromalacia patellae	103, 104
chondropathie	104
–, retropatellaire	103
contusie	84
corpus adiposum infrapatellare	79
corpus liberum	83, 84
crepitatie	116
crossing sign	9, 10

D
decline squat	54
Dejour, classificatie volgens	129
disfunctiesyndroom, patellofemoraal	103
dysplasie	86

E
elektromyografisch onderzoek	106
elongatie	45

F
facies patellaris	6
femorale groeve	9
femur	5
femurcondyl	6, 8

G
gewrichtskapsel	13

H
haemarthros	66
Hoffa, vetlichaam van	79, 80
hoffitis	79
housemaid's knee	18

I
impingement	80

insall-salvatie-index	12, 14
instabiliteit, patellofemorale	101, 106
internal derangement	103

J
jumpers knee	20, 36, 50, 55

K
ketenoefening, gesloten	137
ketenoefening, open	19, 137
kniebuiging	18
kraakbeenletsel	20
kruisband, voorste	65

L
laxiteit	109
ligament	13
–, mediaal meniscopatellair	15
–, mediaal patellofemoraal	15
–, mediaal patellotibiaal	15
–, patellofemoraal	16, 87
ligamentum	
–, meniscopatellare mediale	16
–, patellae	17
–, patellofemorale mediale	15

M
m. quadriceps	106
–, training van de	107
m. vastus lateralis	106
m. vastus medialis	15, 110
m. vastus medialis obliquus	16, 106
malalignment	101, 104
–, iatrogene	104
–, patellae	103
movie sign	115

N
nep-tape	109

O
Osgood-Schlatter, ziekte van	24, 27, 34, 47
ossicle	49, 50
ossificatie	31, 43
ossificatiecentrum	27
osteochondraal letsel	116
osteochondrosis dissecans	117
osteochondrosishaard	117

osteosynthese	67
osteosynthesemateriaal	68

P
patella	6
–, alta	12, 101, 104
–, baja	12, 13, 99, 100
–, baja, iatrogene	100
–, bipartita	64
–, mobiliseren van de	109
–, tilt	10, 105
–, tripartita	62
patellafractuur	66, 67
patella-instabiliteit	20, 86
patellaluxatie	107
patellapees-ent	66
patellofemoraal pijnsyndroom	21, 101, 103, 106
–, oefenprogramma bij	137
pathologie	19
plicasyndroom	20

Q
Q-hoek	104
quadricepshoek	104, 105

R
rekoefening	35
retinaculum, mediaal	15

S
Sever, ziekte van	27
Sinding-Larsen en Johansson, ziekte van	34
skateboard	39
ski-ongeval	65
sleeve-fractuur	40, 43
slijmbeurs	17
stabiliteit, mediale	15
stabiliteit naar proximaal en distaal	16
sulcushoek	6, 9

T
tapen	108
tendinose	55
theaterknie	115
tibia	8
trochlea	6
trochlea femoris	129
trochleabodem	9, 10

trochleadysplasie	10
tuberositas tibiae	8, 31, 34, 48

W

weefselhomeostasistheorie	105

Wiberg	131

Y

young girls knee syndrome	101, 103

GPSR Compliance

The European Union's (EU) General Product Safety Regulation (GPSR) is a set of rules that requires consumer products to be safe and our obligations to ensure this.

If you have any concerns about our products, you can contact us on

ProductSafety@springernature.com

In case Publisher is established outside the EU, the EU authorized representative is:

Springer Nature Customer Service Center GmbH
Europaplatz 3
69115 Heidelberg, Germany